Zornesopfer

CAROLINE PARKER

Impressum

Dieses Werk ist reine Fiktion. Jegliche Ähnlichkeiten mit lebenden oder verstorbenen Personen sowie Schauplätzen sind zufällig und nicht beabsichtigt. Alle darin beschriebenen Vorkommnisse sind frei erfunden.

Korrektorat/Lektorat: Heidemarie Rabe
Covergestaltung © Catrin Sommer – rauschgold.com
Covermotiv © shutterstock 68421175, 226021450, 430392727 – shutterstock.com

Caroline Parker
c/o AutorenServices.de
König-Konrad-Str. 22
36039 Fulda

Caroline.parker001@yahoo.com

ISBN: 978-3-948092-14-6

Für A. und F.

1.

Hauptkommissarin Amaryllis Winter schloss das Fenster, das sie trotz der eisigen Februartemperaturen weit geöffnet hatte, um die Müdigkeit zu vertreiben, die ihr nach einer schlaflosen Nacht in den Knochen steckte.

„Das wird ein Spaß."

Hauptkommissar Falk von Heeren trat missmutig in das Büro seiner Kollegin bei der Berliner Mordkommission und ließ sich in den Besucherstuhl vor ihrem Schreibtisch fallen.

„Ein Spaziergänger hat heute Morgen die Leiche eines jungen Mädchens auf einem Spielplatz gefunden. Soweit ich verstanden habe, ist sie übel zugerichtet worden. Und jetzt rate mal, wo wir hinfahren dürfen, um uns das Ganze anzusehen."

„Keine Ahnung", antwortete Amaryllis nicht weniger missmutig und wünschte sich zum ersten Mal in ihrer Karriere als Polizistin, dass sie keinen Fall zu bearbeiten hätte und den Tag an ihrem Schreibtisch verbringen könnte.

„Kollwitzplatz!", erklärte ihr Partner bedeutungsvoll.

„Okay, das wird allerdings ein Spaß.", sagte Amaryllis und stand auf. „Bringen wir es lieber schnell hinter uns. Wir haben kurz vor neun Uhr, jede Sekunde zählt. Je später wir dort aufschlagen, desto voller wird es sein und ich bin nicht besonders scharf darauf, mich durch eine Armada von Kinderwagen zu kämpfen, um an den Fundort einer Leiche zu gelangen."

Der Kollwitzplatz inmitten des Prenzlauer Bergs war eines der beliebtesten Wohnviertel in Berlin. Doch die Mieten in dem alten Ost-Kiez, wo sich früher vor allem Künstler und Studenten in alternativen Lebensformen versucht hatten, waren mittlerweile nur noch für Gutbetuchte bezahlbar. So hatten sich in den malerischen Gründerzeithäusern zwischen trendigen Cafés, Kneipen, Clubs und Galerien mittlerweile vor allem besserverdienende Familien niedergelassen, deren Öko-Lifestyle bundesweit bekannt war und oft Anlass zu Spott gab.

„Den Öko-Muttis werden vor Schreck die mehlbefreiten Körnerbrötchen mit Bio-Tofupaste aus den mit Hanfcreme gepflegten Fingerchen fallen, wenn sie ihre Designer-Retro-Kinderwagen auf ihren geliebten Szene-Spielplatz schieben wollen, der von der Polizei wegen eines Leichenfundes abgesperrt ist", erklärte Falk bissig.

„Übertreib es nicht mit den Klischees", erwiderte seine Partnerin. „Beeil dich lieber, wir brauchen mindestens eine halbe Stunde, bis wir am Prenzlauer Berg sind."

„Wer hat denn mit den Kinderwagen angefangen!", knurrte Falk zurück.

Amaryllis Winter hielt kurz inne und sparte sich eine Antwort. Sie hatte Falk von Heeren gegenüber ein schlechtes Gewissen, da sie ihm noch nicht erzählt hatte, dass sie selber Nachwuchs erwartete. Lange würde sie die Neuigkeiten nicht mehr für sich behalten können. Die ersten kritischen drei Monate der Schwangerschaft waren fast vorüber und sie würde bald auch ihren Chef, Hubert Neustädt, mit der Nachricht überraschen müssen, dass seine Hauptkommissarin für einige

Zeit ausfallen würde. Amaryllis war sich sicher, dass keiner ihrer Kollegen damit rechnete, dass ausgerechnet sie ein Kind bekommen könnte. Neben der Tatsache, dass sie die vergangenen drei Jahre ausschließlich für ihre Arbeit gelebt hatte und ihre Beziehung zu Nikolas Kretschmann, dem Vater des Kindes, kaum länger als ihre Schwangerschaft bestand, würde sie in diesem Jahr vierzig Jahre alt werden. Nicht zu alt für ein Kind, aber sicher nicht das übliche Alter für das erste Baby.

Doch das waren nicht die wahren Beweggründe, warum sie es nicht fertigbrachte, Falk, der im Verlaufe ihrer Zusammenarbeit ein guter Freund geworden war, die Wahrheit zu sagen. Zwar hatte sie sofort gewusst, dass sie das Baby bekommen wollte, doch machten ihr die Konsequenzen, die mit dieser Entscheidung einhergingen, mehr zu schaffen, als sie vermutet hatte. Sie liebte ihre Arbeit und ging vollkommen in ihr auf. Ein Baby passte nicht in den Alltag einer Hauptkommissarin der Mordkommission. Sie war sich bis zu ihrer Schwangerschaft, die alles andere als geplant war, nicht einmal sicher gewesen, ob sie überhaupt Kinder wollte. Es war kein Wunder, dass sie seit Wochen in den Nächten wach lag und über ihre Zukunft grübelte.

Amaryllis nahm ihren Mantel und zwang sich, an etwas anderes zu denken. Eine Leiche war auf einem Spielplatz gefunden worden und egal, wie das junge Mädchen zu Tode gekommen war, es verdiente ihre gesamte Aufmerksamkeit.

„Hast du genauere Angaben zu der Toten?“, fragte sie ihren Kollegen.

„Nein, leider nicht. Der Notarzt wurde heute Morgen kurz nach sieben Uhr von einem Spaziergänger alarmiert. Der Hund des Mannes hat etwas auf dem Spielplatz gewittert und ist halb durchgedreht, weil er nicht durch den Zaun gekommen ist.

Der Besitzer hat daraufhin genauer geschaut und eine Person neben einer Bank liegend entdeckt. Er hat den Notruf gewählt, weil er dachte, es sei ein Betrunkener oder Junkie. Der Mann wollte selber nicht nachsehen, wer da liegt, er hatte Sorge, dass es ein Trick sein und er überfallen werden könnte. Die Kollegen vom Rettungsdienst sind eine Viertelstunde später eingetroffen, haben die Person untersucht, den Tod festgestellt und die Polizei informiert. Ihren Angaben nach handelt es sich wahrscheinlich um ein junges Mädchen, eine genauere Altersangabe sei aufgrund der massiven Verletzungen nicht möglich. Das ist alles, was ich weiß." Falk zuckte mit den Schultern.

„Kleidung?", fragte Amaryllis.

„Es war keine Rede davon, dass die Tote unbekleidet ist. Ein Sexualdelikt lässt sich so leicht aber leider nicht ausschließen."

„Schade eigentlich", überlegte Amaryllis laut, während sie ihren schwarzen Wollmantel anzog. „Wäre es zur Abwechslung nicht schön, wenn wir nicht das Schlimmste befürchten müssten und noch schöner, wenn es nicht auch noch eintreffen würde."

„Träum weiter", sagte ihr Partner. „Wenn ich eins in meinen Jahren bei der Mordkommission gelernt habe, dann, dass es immer schlimmer kommt, als wir es uns vorgestellt haben." Er nahm ebenfalls seinen Parka, öffnete die Bürotür und ergänzte: „Und ich habe eine blühende Fantasie."

2.

„Haben die alle kein Zuhause?", murmelte Falk von Heeren, während er seinen zerbeulten silbernen Audi in eine winzige Parklücke manövrierte. Eine große Zahl Schaulustiger hatte sich rund um den von der Polizei abgesperrten Spielplatzbereich des Kollwitzplatzes versammelt.

„Vorwiegend ältere Leute und junge Mütter", sagte Amaryllis nach einem genaueren Blick. „Ich will nicht sagen, dass die zu viel Zeit haben, aber sie haben zumindest weniger feste Zeiten als Berufstätige, zu denen sie irgendwo sein müssen."

„Sehr diplomatisch ausgedrückt", lobte Falk sie ironisch. „Immer ganz die Tochter ihres Vaters", machte er eine Anspielung auf die Familie seiner Kollegin.

Amaryllis war als Tochter eines deutschen Diplomaten aufgewachsen und hatte ihre Jugend unter anderem in Südostasien und Südamerika verbracht. Als sie ein Teenager war, hatten ihre Eltern entschieden, sich in New York niederzulassen, wo sie heute noch lebten und wo ihre Mutter, die aus Indien stammte, mehrere erfolgreiche Modegeschäfte besaß. Ihr Vater, der um einiges älter als seine Frau war, genoss derweil seinen Ruhestand. Eigentlich hatte Amaryllis nie vorgehabt, nach Deutschland zu ziehen, doch nach der Scheidung von ihrem Ex-Mann Max war sie für ein paar Monate in die Heimat ihres Vaters gekommen, um sich über ihre Zukunft klar zu werden. Die Pflege ihrer Großmutter in Berlin, die nach einem Schlaganfall an den Rollstuhl gefesselt war, war ein willkommener Anlass gewesen, um diese Auszeit zu rechtfertigen.

Mittlerweile war die alte Dame verstorben und Amaryllis arbeitete bereits seit über drei Jahren bei der Berliner Mordkommission, doch sie war immer noch eine Art exotische Außenseiterin. Ihre langen tiefschwarzen Haare, die fast ebenso dunklen Augen und ihre Hautfarbe, die an Milchkaffee erinnerte, waren allerdings nur am Rande für diesen Status verantwortlich. Es war vor allem ihre Ausbildung bei der New Yorker Polizei sowie ihre Verschlossenheit, die sie von den anderen Beamten unterschied. Falk von Heeren war einer der wenigen Kollegen bei der Mordkommission, mit denen Amaryllis befreundet war oder überhaupt persönlichen Kontakt pflegte. Für die meisten anderen war die schlanke, stets elegant gekleidete Frau aus den USA eine undurchschaubare Unbekannte geblieben, die sich hinter ihrer Arbeit versteckte, was ihr zusammen mit ihrem Kleidungsstil und ihrem Aussehen den Spitznamen „CSI New York“ eingebracht hatte.

„Lassen Sie uns bitte durch, Kriminalpolizei!“ Falk drängte sich mit wichtiger Miene zwischen zwei Frauen durch, die mit ihren Kinderwagen den Eingang zum Spielplatz blockierten.

Amaryllis konnte sich ein Lächeln nicht verkneifen, da sie wusste, dass Falk sich aus seinem Auftritt einen Spaß machte. Einen Spaß, der in wenigen Augenblicken vorbei sein würde, wenn sie die Leiche des jungen Mädchens sehen würden, das ihren bisherigen Informationen nach brutal ermordet worden war.

Mehrere uniformierte Beamte standen dicht gedrängt am äußeren Rand des Spielplatzes vor einem kleinen Gebüsch und verstellten so den Blick auf den Fundort.

„Winter und von Heeren, Mordkommission“, stellte Falk sich und seine Partnerin knapp vor.

Die Beamten machten Platz für die beiden Kommissare und Amaryllis wusste sofort, warum sie sich so viel Mühe gemacht hatten, den Anblick der Leiche vor den neugierigen Blicken der Umstehenden zu verbergen. Die Kleidung der Toten war an mehreren Stellen zerrissen und mit Blutflecken übersät. Sie trug trotz der eisigen Temperaturen keine Schuhe und keine Jacke. Ihre Arme waren mit Schürfwunden übersät, als wäre sie mit roher Gewalt über den Boden geschleift worden. Ihr Gesicht war rot und blau verfärbt, die Lippen aufgeplatzt und die Partie um ihre Augen so zugeschwollen, dass es unmöglich war zu sagen, ob sie geöffnet oder geschlossen waren. Ihre dunklen Haare schienen am Hinterkopf festzukleben, was auf eine blutende Wunde schließen ließ.

Amaryllis nahm an, dass es die zarte Statur der Toten war, welche die Notärzte veranlasst hatte anzunehmen, dass es sich um ein junges Mädchen handeln musste. An ihrem entstellten Gesicht war ihr Alter nicht zu erkennen.

„Wir sollten sehen, dass Benita den Fall übernimmt“, sagte Falk leise an Amaryllis gewandt. „Ich rufe sie sofort an und sehe, ob wir noch Einfluss nehmen können, dass sie und nicht ein Kollege hergeschickt wird.“

Die Gerichtsmedizinerin Dr. Benita Hüther hatte bereits mehrfach mit Falk und Amaryllis zusammengearbeitet und war mit beiden privat befreundet. Obwohl sie erst Mitte dreißig war, galt Dr. Hüther als erfahren, besonnen, und es gab kein Detail, das sie bei ihren Untersuchungen übersah.

„Haben Sie schon die aktuellen Vermisstenfälle auf Übereinstimmungen mit der Toten überprüfen lassen? Kleidung, Größe, Körperstatur und Haarfarbe könnten ausreichend Hinweise geben, ob das Mädchen in den letzten Tagen oder Wochen als vermisst gemeldet worden ist", fragte Amaryllis in die Runde.

„Selbstverständlich", antwortete ein Beamter und zog einen Zettel aus seiner Tasche. „Es gibt drei aktuelle Vermisstenfälle, die auf die Beschreibung der Toten passen. Eines der Mädchen wird erst seit Montag, also vorgestern, vermisst." Der Mann hielt kurz inne und machte ein besorgtes Gesicht. „Sie ist aus der Flüchtlingsunterkunft an der Finckensteinalle verschwunden."

Der Kollwitzplatz, für viele der Inbegriff der neuen Spießigkeit zwischen Schwaben, Kinderwagen und Bio-Müsli, war als Fundort einer Leiche schlimm genug, doch wenn das Opfer dazu aus einer Flüchtlingsfamilie stammte, würde der Fall weit über Berlin hinaus Schlagzeilen machen, dachte Amaryllis besorgt.

„Bis wir wissen, um wen es sich bei der Toten handelt, geben Sie derartige Informationen an niemanden weiter", ermahnte sie den Beamten eindringlich. „Auch nicht an die Kollegen der Spurensicherung! Die sollen unvoreingenommen an den Fall rangehen." Die Hauptkommissarin sah sich um. „Wo bleiben die eigentlich?"

Der Polizist neben ihr zuckte mit den Schultern. „Keine Ahnung, wir haben sie sofort informiert. Bislang wissen nur die Kollegen vor Ort, dass es sich um ein Flüchtlingsmädchen handeln könnte, ich werde dafür sorgen, dass sie ihren Mund halten."

„Benita hat keine Zeit herzukommen. Irgendeine Sportlerleiche, die sie untersuchen muss, ist wichtiger. Aber sie will sehen, dass sie die Obduktion heute Nachmittag durchführen kann. Wir sollen die Jungs von der Spurensicherung anhalten, möglichst viele Fotos zu machen und uns selber genau umsehen“, sagte Falk, der unbemerkt neben Amaryllis getreten war. „Warum ist noch keiner von der Spurensicherung hier?“ Der Hauptkommissar sah sich irritiert um.

„Wir haben sie sofort informiert“, erklärte der Beamte erneut.

„Typisch Berlin. Wahrscheinlich sind zwei Leute krank geworden und sofort bricht der gesamte mühsam um die unterbesetzte Abteilung herum gestrickte Dienstplan der Spurensicherung zusammen“, stöhnte Falk. „Komm, wir sehen uns hier etwas um und verjagen die Gaffer“, sagte er an Amaryllis gewandt.

„Können Sie bitte dafür sorgen, dass so schnell wie möglich ein Sichtschutz um den Bereich, wo die Tote gefunden wurde, aufgestellt wird“, bat Amaryllis den Polizeibeamten und machte Falk ein Zeichen, ihr zu folgen.

Nachdem sie außer Hörweite der anderen waren, berichtete sie ihrem Partner, was sie erfahren hatte, während er mit der Gerichtsmedizin telefoniert hatte.

„Wenn es sich bei der Toten wirklich um das vermisste Mädchen aus der Flüchtlingsunterkunft handelt, können wir bald keinen Schritt mehr tun, ohne dass uns die Presse im Nacken sitzt“, beendete Amaryllis ihre Ausführung.

„Ich sehe schon die Schlagzeilen: War es ein Ehrenmord? Haben die Brüder ihre sündige Schwester umgebracht?“ Falk verzog das Gesicht. „Aber mal im Ernst. Mir machen die Anwohner fast mehr Sorgen. Egal, wer die Tote ist, hier wird die Hölle los sein, wenn sich rumgesprochen hat, dass in der Soja-Latte-Schwaben-Enklave ein Kapitalverbrechen an einer Minderjährigen verübt worden ist. Sämtliche Helikopter-Eltern werden Sonderschichten fliegen, um ihren Nachwuchs zu schützen."

Amaryllis betrachtete die Schaulustigen, die immer noch am Eingang des Spielplatzes standen und wahrscheinlich selber nicht wussten, auf was genau sie warteten.

„Es würde mich nicht wundern, wenn der Fundort der Leiche eine Art Zeichen sein soll. Oder glaubst du, das Mädchen ist am Kollwitzplatz umgebracht worden? Die Unterkunft in der Finckensteinallee ist ziemlich weit von hier entfernt, ich würde denken, mit dem Auto braucht man 45 Minuten, mit den öffentlichen Verkehrsmitteln dürfte es nicht viel schneller gehen. Wie und warum sollte das Mädchen hergekommen sein?", fragte sie ihren Partner.

„Keine Ahnung, ob sie hier oder woanders umgebracht wurde. Im Moment können wir nur spekulieren. Wir müssen warten, bis die Tote eindeutig identifiziert ist, was mit viel Glück heute im Laufe des Tages passieren wird." Falk zuckte mit den Schultern. „Bis dahin bleibt uns nicht viel anderes übrig, als nach Zeugen zu suchen und uns vorsorglich alle Informationen über das vermisste Flüchtlingsmädchen zu besorgen, die wir kriegen können, ohne ihre Familie oder die Presse unnötig aufzuschrecken."

„Ich rufe die Dienststelle an, die für die Finckensteinallee zuständig ist, und sehe, was ich herausbekomme", bot Amaryllis an. „Du könntest uns in der Zwischenzeit eine Kurkuma-Rote-Beete-Latte mit Mandelmilchschaum besorgen."

„Und ich dachte, ich kenne dich mittlerweile in- und auswendig. Aber ich kann wirklich nicht erkennen, ob das einer deiner schlechten Witze war oder ob du tief in deinem Innersten einer dieser Hobby-Ökos mit zu viel Tagesfreizeit bist. Du weißt schon, so einer, der am Sonntagnachmittag auf der Suche nach einer neuen gesunden Variante unschuldiges Gemüse zerstückelt, püriert und auf seine Kaffeeersatztauglichkeit überprüft." Falk musterte seine Partnerin kritisch.

„Frauen werden für dich eben immer unheimliche Wesen bleiben", lachte diese.

3.

Amaryllis Winter drückte mit wenig Hoffnung, etwas Neues zu erfahren, den untersten Namen auf dem edlen Messing-Klingelschild. Bezeichnenderweise hieß die Familie oder die Person, die in der Hochparterre-Wohnung wohnte, dessen Fenster den Kollwitzplatz überblickten, mit Nachnamen Sommer.

Vielleicht ein gutes Zeichen nach all den ergebnislosen Befragungen, dachte die Kommissarin.

Sie hatten den Vormittag damit verbracht, zunächst mit dem Mann zu sprechen, der die Tote gefunden hatte, dessen Angaben aber keine neuen Informationen gebracht hatten. Seitdem hatten sie nach möglichen Zeugen gesucht, die etwas Verdächtiges in den frühen Morgenstunden bemerkt hatten. Bislang waren auch diese Bemühungen ohne Erfolg geblieben, niemand hatte etwas bemerkt, das auf den Mörder des jungen Mädchens hinwies.

„Ist doch kein Wunder, dass keiner was mitgekriegt hat!“, hatte Falk geschimpft. „Die Leute, die vor acht Uhr unterwegs sind und etwas gesehen haben könnten, sind bei der Arbeit. Die anderen liegen zu der frühen Zeit glücklich schlummernd in ihren warmen Betten und würden es nicht mal mitkriegen, wenn draußen die Welt unterginge. Ein beneidenswerter Zustand übrigens."

„Eltern mit kleinen Kindern sind früh wach und gehen nicht zwingend sofort zur Arbeit", hatte Amaryllis zu bedenken gegeben. „Vielleicht finden wir eine Mutter oder einen Vater in Elternzeit oder einen Rentner, der einen Hund hat. Die könnten alle etwas gesehen haben."

„Deine Beharrlichkeit kann wirklich lästig sein", hatte Falk gemeckert. „Also, machen wir weiter. Ich nehme mir die Wohnungen hier vor, du das Haus daneben. Dann haben wir alle Häuser abgeklappert, die direkten Blick auf den Teil des Spielplatzes haben, wo die Leiche gefunden wurde. Den Rest sollen die Kollegen übernehmen."

„Hallo", erklang eine Frauenstimme aus der Gegensprechanlage.

„Winter, Kriminalpolizei, wir hätten ein paar Fragen an Sie", sagte Amaryllis in den Lautsprecher.

Ein Summer erklang, die Kommissarin drückte die Tür auf und trat in einen der typischen Eingangsbereiche alter Berliner Mietshäuser. Rechts und links waren Fahrräder und Kinderwagen an den Wänden abgestellt, ein breiter Gang führte in einen Hof und zu den Hinterhäusern. Der nachträglich eingebaute Fahrstuhl aus Glas wirkte wie ein Fremdkörper neben der ausgetretenen Holztreppe, die mit einem abgenutzten roten Teppich ausgeschlagen war. Direkt neben der Haustür befanden sich auf beiden Seiten kleine Treppen, die in die Wohnungen im Hochparterre führten. Eine Tür zur Linken öffnete sich und eine junge Frau mit einem Baby auf dem Arm erschien im Türrahmen.

„Guten Tag", sagte die Frau und sah Amaryllis mit unverhohlener Neugierde an. „Sie haben bei uns geklingelt?"

„Guten Tag“, erwiderte Amaryllis. „Hauptkommissarin Winter, Kriminalpolizei. Darf ich kurz hereinkommen? Ich gehe davon aus, Sie wohnen hier?“

„Natürlich, ich bin Juliane Sommer“, stellte die Frau sich vor und machte Platz, um die Kommissarin an sich vorbeizulassen.

Wenig später saßen die beiden Frauen an einem alten Tisch aus Holz, der perfekt in die Küche passte, die „shabby chic“ gestylt war. Die ganze Wohnung, soweit Amaryllis es sehen konnte, war im Retro-Stil gehalten, wobei keines der auf abgenutzt getrimmten Möbelstücke wirkte, als sei es älter als ein paar Jahre.

„Frau Sommer, ich weiß, es ist etwas weit hergeholt, aber haben Sie heute in den frühen Morgenstunden vielleicht etwas Ungewöhnliches auf dem Kollwitzplatz beobachtet?“

„Was ist denn passiert?“, fragte die junge Frau und schob ihrem Baby, das zu quengeln begann, einen Schnuller in den Mund.

Amaryllis schätzte das Baby, das auf dem Schoß von Juliane Sommer saß, auf kaum mehr als ein paar Monate. Es konnte definitiv noch nicht laufen und nichts in der Wohnung wies darauf hin, dass sich hier ein krabbelndes Kleinkind aufhielt. Die Mutter selber war ausgesprochen schlank dafür, dass sie vor wahrscheinlich weniger als einem halben Jahr ein Kind geboren hatte. Sie trug eine Skinny-Jeans, die ihre Figur betonte und ein weißes T-Shirt mit einer engen hellgrauen Cashmere-Strickjacke darüber. Ihre blonden Haare waren zu einem gewollt unordentlich wirkendend Dutt zusammengefasst, der in einem merkwürdigen Gegensatz zu ihrem stark geschminkten Gesicht stand. An ihren Handgelenken baumelten zahlreiche kleine Armbänder einer teuren Schmuckmarke. Alles an der Erscheinung der jungen

Frau entsprach jedem Klischee, das man über die Mütter am Prenzlauer Berg haben konnte.

„Ein Spaziergänger hat eine Leiche auf dem Spielplatz gegenüber entdeckt“, erklärte Amaryllis der Anwohnerin auf ihre Frage.

„Um Himmels willen. Wie furchtbar. Weiß man schon, wer es ist?“, fragte Juliane Sommer sichtlich erschüttert.

„Nein“, antwortete Amaryllis und wartete geduldig, dass die Frau sagen würde, was bislang alle befragten Nachbarn gesagt hatten: Dass sie an diesem tristen Februarmorgen nicht in aller Herrgottsfrühe aus dem Fenster gesehen hatten. Doch die Kommissarin wurde überrascht.

„Ich habe tatsächlich etwas beobachtet“, erklärte die junge Frau zögernd, als müsse sie überlegen, ob sie ihr Wissen wirklich preisgeben wolle. „Es war allerdings heute Nacht so gegen drei oder halb vier. Maxime wacht um diese Zeit immer auf und will gefüttert werden. Sie schläft danach nur schwer wieder ein, darum stehe ich eine ganze Zeit mit ihr auf dem Arm am Fenster und sehe einfach hinaus. Das scheint sie zu beruhigen, nach einer Weile ist sie so fest eingeschlafen, dass ich sie zurück in ihr Bettchen legen konnte.“

„Was haben Sie gesehen?“ Amaryllis gelang es nur mit Mühe, ihre Ungeduld zu verbergen.

„Zwei Männer standen an dem Zaun, genau gegenüber von unserem Fenster. Sie haben miteinander gesprochen, ich hatte das Gefühl, dass sie einen Streit hatten. Der eine hat immer wieder auf den Spielplatz gedeutet und ist dann weggegangen. Er wirkte wütend.“

„Die beiden standen außerhalb des Spielplatzes?“, fragte Amaryllis nach und überlegte, ob es möglich war, dass die Leiche des jungen Mädchens über den Zaun geworfen worden war. Oder sollten die Männer, wenn es sich wirklich um die

Täter handelte, so wenig Sorge gehabt haben, entdeckt zu werden, dass sie sich nach ihrer furchtbaren Tat eine Weile am Tatort aufhielten?

„Ja, ganz sicher!“ Juliane Sommer sprach mit fester Stimme. „Ich mache das Licht in Maximes Zimmer immer aus, damit sie besser einschlafen kann, und stelle mich dann ans Fenster. Ich konnte alles sehr gut sehen.“

Amaryllis spürte das Handy in ihrer Hosentasche vibrieren. „Entschuldigen Sie bitte, ich gehe da besser ran“, sagte sie, während sie das Telefon aus der Tasche zog.

Es war Falk von Heeren, der wahrscheinlich wissen wollte, wo seine Kollegin blieb.

„Komm her, es kann sein, dass wir eine Zeugin haben, ich bin bei Familie Sommer in der Parterrewohnung“, bat sie ihren Kollegen und legte auf, ohne seine Antwort abzuwarten.

Zwei Minuten später klingelte es an der Haustür und Amaryllis berichtete ihrem Kollegen, was sie herausgefunden hatte, nachdem auch er am Küchentisch Platz genommen hatte.

„Können Sie die Männer näher beschreiben?“, fragte Falk die Frau, die ihr Baby, das nun friedlich schlief, weiter auf dem Arm hielt.

„Der eine war recht groß, zumindest wirkte es so, da der andere Mann sicher einen Kopf kleiner war“, erklärte diese. „Die beiden standen nahe einer Laterne, deswegen konnte ich sie gut sehen. Beide trugen Jeans, schwere Stiefel, Winterjacken und Mützen. Alles in dunklen Farben. Bis auf ihren Größenunterschied waren sie sich ziemlich ähnlich. Beide waren schlank“, gab die junge Mutter eine überraschend detaillierte Beschreibung.

„Konnten Sie die Gesichter sehen, würden Sie sie eventuell wiedererkennen?“, erkundigte sich Amaryllis.

Die Kommissarin versuchte, ruhig zu bleiben, und der Aussage von Frau Sommer nicht allzu viel Bedeutung zuzumessen. Es war gut möglich, dass die beiden Männer nur Besucher einer der umliegenden Kneipen gewesen waren und ihre Unterhaltung am Rande des Spielplatzes völlig harmlos gewesen war.

„Nicht wirklich, die beiden standen die meiste Zeit mit den Rücken zu mir. Es sah aus, als würden sie über etwas auf dem Spielplatz diskutieren", enttäuschte Juliane Sommer die Hoffnung der Polizisten.

„Hatte vielleicht einer der beiden längere Haare, die man unter der Mütze sehen konnte?", bohrte Falk dennoch nach und Amaryllis konnte an seiner Stimme hören, dass ihr Kollege ebenfalls bemüht war, seine Aufregung zu unterdrücken, zu einem so frühen Stadium ihrer Ermittlungen bereits einen Zeugen gefunden zu haben.

„Ich würde sagen, dass beide kurze Haare hatten", erklärte Frau Sommer nachdenklich. „Oder sie haben sie unter die Mützen gesteckt, das wäre natürlich auch möglich."

„Sie haben gesagt, dass Sie öfter nachts am Fenster stehen, wenn Ihre Tochter nicht einschlafen kann, da bekommen Sie wahrscheinlich ziemlich viel mit, was hier nachts los ist", stellte Amaryllis fest, ohne eine weitere Frage zu stellen. Sie wollte der Frau Gelegenheit geben, unvoreingenommen zu sprechen.

Frau Sommer lachte. „Wenn Sie das so formulieren, hört es sich an, als wäre ich eine dieser alten Frauen, die den ganzen Tag auf ein Häkelkissen gestützt am Fenster lauern und ihre Nachbarn bespitzeln. Aber Sie würden sich wundern, wie wenig nachts auf dem berühmten Kollwitzplatz los ist. Viel zu sehen gibt es nicht. Es wohnen wohl mittlerweile tatsächlich mehr spießige Familien als Partygänger hier. Normalerweise ist nachts zwischen drei und vier Uhr, wenn ich Maxime füttere, niemand auf der Straße, deswegen habe ich die beiden Gestalten so aufmerksam beobachtet. Ich war dankbar für ein wenig Abwechslung."

Die junge Mutter zupfte an dem rosa Strampler ihres Babys. „Ich hoffe sehr, ich konnte Ihnen bei Ihren Ermittlungen helfen", sagte sie, wirkte aber, als wäre sie mit ihren Gedanken bereits ganz woanders.

4.

Es war früher Nachmittag und Berlin lag unter einer dunklen Wolkendecke, als Amaryllis Winter und Falk von Heeren an der Gemeinschaftsunterkunft für Flüchtlinge in der Finckensteinallee ankamen. Die beiden Hauptkommissare hatten nach dem Gespräch mit der Zeugin Juliane Sommer noch mit dem Teamleiter der Spurensicherung einige Details abgesprochen. Schließlich hatten sie sich entschlossen, zu dem Ort zu fahren, an dem eines der vermissten Mädchen, deren Beschreibung zu der Toten vom Kollwitzplatz passte, zuletzt gewohnt hatte.

„Was sollen wir sonst machen?", hatte Falk lapidar gesagt. „Die Kollegen befragen weitere Anwohner auch im Hinblick auf die zwei Männer, die Frau Sommer gesehen hat. Benita hat mit der Obduktion der Leiche begonnen, wir haben keine weitere Spur, der wir nachgehen könnten. Das Flüchtlingsmädchen ist momentan das wahrscheinlichste Opfer. Die beiden anderen Mädchen, deren Beschreibung auf die Tote passen könnte, werden schon seit längerem vermisst, bei beiden wird vermutet, dass sie von zu Hause abgehauen sind."

Die vermisste Amina Rehan war fünfzehn Jahre alt und das älteste von fünf Geschwistern. Die Mutter war nach dem Tod ihres Mannes mit den Kindern aus Afghanistan nach Deutschland geflohen, wo ihr Bruder seit einigen Jahren lebte. Ihr Asylantrag war noch nicht genehmigt, da die Todesursache von Aminas Vater unklar war. Den Behörden fehlte bislang ein Beweis, dass der Mann gewaltsam umgekommen war und seiner Familie in ihrer Heimat wirklich Gefahr drohte.

„Nicht gerade der Ort, den man sich erträumt, wenn man Kinder großziehen will“, sagte Falk mit einem Blick auf die zahllosen weißen Wohncontainer, die umgeben von einem hohen Metallzaun auf dem Gelände standen.

„Kommt wahrscheinlich darauf an, wo du herkommst“, antwortete Amaryllis. „Lieber ein Leben im Container, als nicht wissen, ob die eigenen Kinder in Sicherheit sind.“

Eine junge Frau trat auf die beiden Polizisten zu.

„Guten Tag, ich bin Maria Eisleben, wir haben vorhin telefoniert.“

„Vielen Dank, dass Sie sich Zeit für uns genommen haben“, bedankte sich Falk. „Wir möchten unnötiges Aufsehen vermeiden, da wir bislang nur vage Hinweise haben, dass es sich bei der Toten, die heute Morgen am Kollwitzplatz gefunden wurde, um Amina Rehan handeln könnte. Die Mutter sollte auf keinen Fall zu früh etwas davon erfahren, es wird heute noch ein DNA-Abgleich durchgeführt, es macht keinen Sinn, die Angehörigen zu beunruhigen, bevor wir das Ergebnis haben.“

„Da haben Sie recht, auch wenn Frau Rehan bereits vollkommen aufgelöst ist. Kommen Sie in unser Büro, dann zeige ich Ihnen die Akte der Familie, Sie werden sehen, dass es unwahrscheinlich ist, dass das Mädchen abgehauen ist und sich irgendwo eine schöne Zeit macht.“

Das Büro der Sozialarbeiter war ebenso schmucklos und karg wie der Rest der Gemeinschaftsunterkunft. Ein paar weiße Regale mit Aktenordnern, ein großer Tisch und eine kleine Kommode, auf der eine Kaffeemaschine stand, war alles an Einrichtung des fensterlosen Raums.

„Möchten Sie einen Kaffee? Ich habe gerade eine Kanne aufgesetzt", fragte Maria Eisleben und holte drei Kaffeebecher aus der Kommode, bevor die Kommissare auf ihr Angebot eingehen konnten.

„Vielen Dank. Wie lange lebt die Familie Rehan schon in Berlin?", fragte Amaryllis, nachdem die Sozialarbeiterin den Kaffee vor sie gestellt und sich ebenfalls an den Tisch gesetzt hatte.

„Seit zwölf Monaten, wir hatten bislang kein Glück, eine Wohnung für die Familie zu finden. Es wäre mehr als wichtig, dass die fünf Kinder hier rauskommen und ein normales Leben führen. Aber eine alleinstehende Flüchtlingsmutter, die kaum Deutsch spricht und so viele Kinder, da muss ein Wunder geschehen, um eine passende Wohnung auf dem angespannten Berliner Immobilienmarkt zu finden."

„Amina ist die Älteste der Geschwister, oder? Wie alt sind die anderen?", wollte Falk wissen.

„Die jüngste Schwester ist drei Jahre, dann kommen drei Brüder zwischen sieben und dreizehn Jahren. Keine einfachen Kinder, sie haben auf der Flucht viel durchgemacht und besonders die drei Jungen sind traumatisiert. Sie gehen in eine Willkommensklasse, machen aber nur sehr langsam Fortschritte.

Amina ist die Ausnahme, sie kann für die Kürze der Zeit, die sie hier ist, sehr gut Deutsch sprechen und schreiben, und ist bereits in eine Regelklasse gewechselt. Sie ist sprachbegabt, ehrgeizig und klug, man sieht sie selten draußen auf dem Hof mit den anderen Teenagern, die hier wohnen. Amina lernt lieber und liest. Ein ruhiges, besonnenes Mädchen. Wir sind alle extrem beunruhigt, dass sie verschwunden ist. Amina ist noch nie allein in Berlin unterwegs gewesen. Sie bewegt sich in dem überschaubaren Bereich zwischen Schule und Unterkunft. Ich glaube nicht, dass sie überhaupt weiß, was oder wo der Kollwitzplatz ist."

Amaryllis warf ihrem Partner einen verstohlenen Blick zu. Sie fragte sich, ob er ebenfalls das ungute Gefühl hatte, dass es sich bei der Toten tatsächlich um das vermisste Flüchtlingsmädchen handelte. Das Opfer war übel zugerichtet worden, ganz so, als hätte es sich mit all ihrer Kraft gegen ihren Mörder gewehrt. Es war gut möglich, dass der Täter dem jungen Mädchen auf dem Heimweg von der Schule aufgelauert und sie mit roher Gewalt gezwungen hatte, mit ihm zu kommen. Oder er hatte sie gleich vor Ort getötet. Doch warum sollte er sich die Mühe machen, sein Opfer in einen weit entfernten Stadtteil zu bringen? Die Kommissarin ermahnte sich zur Ruhe, es war nicht mehr als ein Instinkt, der ihr sagte, dass die Tote Amina war, es war viel zu früh für Schlussfolgerungen.

„Wer hat das Verschwinden von Amina zuerst bemerkt?", fragte Falk in ihre Überlegungen hinein.

„Ihre Mutter hat mich vorgestern gegen 15 Uhr gefragt, ob ich wisse, wo Amina bleibe. Die drei Jungs waren schon zu Hause und Amina hätte ebenfalls um 14:30 Uhr aus der Schule kommen sollen. Ich habe die Mutter zunächst beruhigt und ihr gesagt, dass Amina vielleicht mit einer Freundin auf dem Heimweg trödele. Wie schon angemerkt, spricht die Mutter sehr schlecht Deutsch, ich war daher nicht sicher, ob sie mich verstanden hatte. Da sie zurück in ihr Zimmer gegangen ist, sah ich keine Notwendigkeit einen Übersetzer zu holen. Um die Wahrheit zu sagen, war ich zu dem Zeitpunkt fast ein wenig froh, dass Amina mal zu spät war und vielleicht eine Freundin gefunden haben könnte. Das Mädchen ist so ernst und verschlossen, ein wenig Spaß würde ihr guttun, habe ich gedacht."

Es war Maria Eisleben, die Amaryllis auf Ende zwanzig schätzte, anzumerken, dass sie um das Mädchen sorgte, das ihr offenbar ans Herz gewachsen war. Die junge Frau, die einen dicken grauen Strickpullover und eine schwarze Jeans trug, sah erschöpft aus, ihre blonden Haare wirkten ungekämmt und sie hatte dunkle Ränder unter den Augen, ganz so, als habe sie eine schlaflose Nacht hinter sich.

„Was ist dann passiert? Wann haben Sie begonnen, sich Sorgen zu machen?", wollte Falk wissen.

„Als Amina um 16:30 Uhr immer noch nicht zu Hause war, ist die Mutter erneut zu mir gekommen und wir haben begonnen, nach ihr zu suchen. Zunächst hier auf dem Gelände, dann bin ich mit der Mutter zusammen den Schulweg abgelaufen. Wir haben die Sekretärin der Schule gefragt, ob die Klasse vielleicht einen Ausflug macht, von dem Amina nichts erzählt hat, aber die wusste von nichts. Wir sind zurück in die Unterkunft gegangen und ich habe die Polizei informiert. Dort hat man die Sache aufgenommen und mir erklärt, dass man die Streifen in der Umgebung informieren werde, nach Amina Ausschau zu halten, dass es aber für eine großangelegte Suchaktion zu früh sei."

„Haben die Kollegen später am Abend etwas unternommen? Oder haben Sie sich nicht erneut an die Polizei gewandt?", fragte Amaryllis überrascht nach. Beim Verschwinden von Kindern oder Jugendlichen ging die Polizei routinemäßig davon aus, dass ihnen Gefahr drohen könnte und leitete die Suche sofort ein. Bei Erwachsenen verhielt sich die Sachlage anders, sie konnten ihren Aufenthaltsort frei bestimmen und die Tatsache, dass Freunde oder Verwandte nichts von ihnen gehört hatten, war allein noch kein Anlass für eine sofortige Suchaktion.

„Doch, natürlich habe ich am Abend nochmals mit der Polizei gesprochen, aber mit wenig Erfolg. Man hat die Beamten auf Streife angewiesen, intensiver nach Amina Ausschau zu halten, aber das war es auch schon. Mir wurde versichert, die Suche würde am nächsten Tag verstärkt. Das Problem ist, dass eine recht hohe Zahl von jugendlichen Flüchtlingen aus den Unterkünften verschwindet, nachdem sie sich registriert haben. Es verschwinden aber eher junge Männer, die keine oder nur wenig Familie in Deutschland haben und glauben, dass sie sich allein schneller und besser durchschlagen können, als mithilfe der Behörden."

Maria Eisleben zuckte mit den Schultern, ihrem Gesicht konnte man jedoch ansehen, dass sie sich Vorwürfe machte, nicht stärker auf eine schnelle Suche nach ihrem Schützling gedrängt zu haben. „Ich kann die Polizei fast verstehen, dass nicht gleich alle Alarmglocken geschrillt haben, sie kennen Amina eben nicht. Für sie ist sie nur ein weiterer Flüchtling, der aus der Enge der Gemeinschaftsunterkunft ausgebrochen ist und sein Glück woanders sucht."

Amaryllis sah dies anders und machte sich eine Notiz auf dem Block, den sie bei Zeugenbefragungen immer bei sich hatte, bei der zuständigen Polizeistelle nachzufragen, warum man das Verschwinden des Mädchens nicht nach dem geltenden Protokoll bearbeitet hatte.

„Vielen Dank, Frau Eisleben. Wir geben Ihnen sofort Bescheid, sobald wir das Ergebnis des DNA-Tests haben. Mit etwas Glück ist es am späten Nachmittag so weit. Bitte bewahren Sie bis dahin Ruhe."

Die Kommissarin stand auf und gab der Sozialarbeiterin die Hand, dabei wurde sie das Gefühl nicht los, dass sie schon bald erneut mit ihr sprechen würden.

„Was denkst du?“, fragte Amaryllis ihren Partner, als sie wieder vor dem hohen Metallzaun standen, der die Gemeinschaftsunterkunft umgab. Weiße Zettel mit offenbar von Kindern gemalten Bildern waren an den Stäben befestigt worden. Es war ein stiller, bunter Protest gegen die Enge und die Eintönigkeit des Lebens in einer Containeranlage.

„Ich befürchte, dass es sich bei der Toten um Amina handelt“, erklärte auch Falk nachdenklich. „Allerdings ist es nur ein Gefühl, das sich nicht auf Fakten stützt. Theoretisch müsste ich jetzt anfügen, beten wir, dass die Tote nicht Amina ist. Praktisch bedeutet das allerdings lediglich, dass es jemand anders ist. So oder so ist ein junges Mädchen tot.“

Der Hauptkommissar machte eine Handbewegung die Straße hinunter. „Ein paar Meter weiter ist eine Schwimmhalle. Meine Töchter sind da früher zum Schwimmunterricht gegangen. Da herrscht an den Nachmittagen und am Abend ein unheimlicher Betrieb. Eltern bringen ihre Kinder und holen sie ab, die Straße ist besonders zur vollen Stunde total mit Autos zugestellt. Gerade im Winter, wenn es früh dunkel wird, ein guter Ort, wenn man ein Kind entführen will. Die wartenden Autos, ein- und aussteigende Kinder, alle sind in Hektik, jeder will schnell nach Hause und keiner achtet wirklich darauf, was die anderen machen. Zum Beispiel ein fremdes Kind ansprechen und in den Wagen zerren.“

„Amina ist fast sechzehn, kaum noch ein Kind“, gab Amaryllis zu bedenken.

Falk von Heeren sah auf seine Uhr. „Komm, wir essen etwas, auf der anderen Straßenseite ist ein passables griechisches Restaurant. Da habe ich so manchen Zaziki gegessen, während ich gewartet habe, dass der Schwimmunterricht zu Ende ist. Im Anschluss fahren wir in die Gerichtsmedizin. Wenn ich Benita richtig verstanden haben, hat sie die Obduktion der Toten vom Kollwitzplatz vorgezogen und sofort angefangen, als die Leiche in der Pathologie angekommen ist. Wenn wir dort sind, kann sie vielleicht schon etwas zum Todeszeitpunkt sagen und ob das Mädchen sexuell missbraucht wurde. Lösegeld als Motiv können wir wohl ausschließen, sollte es sich wirklich um Amina handeln."

Die beiden Kommissare waren gerade im Begriff, die Straße zu überqueren, als eine Stimme rief: „Kommissarin Winter!"

Es war Maria Eisleben, die ohne Jacke auf sie zugerannt kam.

„Ein Glück, dass ich Sie noch erwische", sagte sie atemlos. „Frau Rehan ist zu mir ins Büro gekommen, als Sie gerade weg waren. Wenn ich die Frau richtig verstanden habe, hat Amina ein recht großes Muttermal am unteren Rücken. Vielleicht hilft das bei der Obduktion."

Die junge Frau hielt einen Moment fast verlegen inne. „Ich meine, wenn die Tote kein solches Mal hat, kann es nicht Amina sein, oder? Das wäre doch ein ganz einfacher Beweis für die Identifizierung."

„Es ist sicher ein guter Hinweis, wir werden ihn sofort an die Gerichtsmedizinerin weiterleiten", bedankte sich Amaryllis. „Die Identität kann damit nicht endgültig geklärt werden, das geht nur über einen DNA-Abgleich, einen Zahnabdruck oder eine eindeutige Identifizierung durch Angehörige, aber ein erster Hinweis ist es sicher."

„Ich bete, dass es nicht Amina ist", erklärte Maria Eisleben und schlang die Arme um ihren Körper, um sich gegen die

Kälte zu schützen. „Die Familie hat so viel durchgemacht. Es darf einfach nicht Amina sein.“

Sie nickte zum Abschied und wandte sich zum Gehen. Amaryllis war sich nicht sicher, aber sie glaubte, Tränen in den Augen der Sozialarbeiterin gesehen zu haben.

5.

Benita Hüther blickte nicht von dem Obduktionstisch hoch, als Amaryllis Winter und Falk von Heeren den Raum betraten. Die junge Pathologin machte lediglich eine Handbewegung in die Richtung ihrer Kollegen, dass sie sich hinsetzen und warten sollten.

„Sie hat hoffentlich etwas gefunden, das uns weiterbringt, sonst lasse ich ihr dieses ungehörige Benehmen nicht durchgehen! Meinen Töchtern würde ich was erzählen, wenn sie mir nicht ordentlich Hallo sagen“, sagte Falk und setzte sich an den kleinen Tisch, der in der Ecke stand. „Wenigsten muss ich so meine Zimtschnecken nicht teilen.“

Die Tatsache, dass Benita Hüther die Erwähnung von Gebäck nicht honorierte, ließ Amaryllis wissen, dass die junge Frau tatsächlich etwas Auffälliges an der Leiche des jungen Mädchens gefunden haben musste. Für gewöhnlich konnte nichts, auch nicht die grausamsten Entdeckungen, die ihr Beruf mit sich brachte, die Gerichtsmedizinerin vom Essen abhalten.

„Da hat jemand richtig Wut oder Freude an den Schmerzen anderer gehabt. Oder beides“, erklärte Benita Hüther schließlich, streifte ihre Plastikhandschuhe ab, warf sie in den

Müll und setzte sich zu den beiden Kommissaren. „Jetzt sag nicht, du hast mir wirklich keine Zimtschnecke übergelassen", fragte sie Falk entsetzt und verzog ihr Gesicht missbilligend. „Es ist schon nach fünf Uhr, Zeit nach Hause zu gehen. Da müsst ihr auf meinen Bericht wohl bis morgen warten."

Falk lachte und holte eine Papiertüte aus seiner Tasche. „Ich kenne deine unprofessionellen Erpressungsmethoden zur Genüge, selbstverständlich haben wir dir nicht eine, sondern gleich zwei Zimtschnecken mitgebracht. Gefräßig wie die Raupe Nimmersatt bist du ja noch dazu. Wir warten allerdings bislang vergeblich auf die Verwandlung in einen grazilen, schönen Schmetterling."

„Immerhin besteht bei mir die Möglichkeit, mich zu verwandeln, was man von Mistkäfern leider nicht sagen kann", konterte Benita lächelnd.

Sie aß ihre Zimtschnecken in einer Geschwindigkeit, dass einem vom Zusehen übel werden konnte, und sagte ernst: „Wenn ihr klug seid, geht ihr nach Hause und erspart euch für heute, was ich zu sagen habe. Ich habe zwar nur eine erste, oberflächliche Untersuchung durchführen können, aber das hat gereicht. Das Mädchen hat sehr gelitten."

„Hast du das Muttermal am Rücken gefunden?", fragte Amaryllis ihre Kollegin, obwohl sie sich fast sicher war, wie deren Antwort lauten würde.

„Ja, die Tote hat ein auffallend großes Muttermal an der Stelle, die du mir genannt hast", bestätigte Benita, was die Kommissarin vermutet hatte.

„Dann dürfte es sich bei der Toten mit hoher Wahrscheinlichkeit um Amina Rehan handeln", stellte Falk nüchtern fest. „Es ist nicht, als hätten wir das nicht geahnt."

„Den DNA-Abgleich müssen wir dennoch abwarten", ermahnte Amaryllis ihren Kollegen, der mit den Achseln zuckte und damit andeutete, dass er sich in die Routinen der Polizeiarbeit ergeben hatte.

„Ist es wirklich besser, die Familie noch eine Nacht hoffen zu lassen, dass ihre Tochter lebt, als ihr gleich zu sagen, was morgen früh sowieso Realität für sie wird?“, fragte Benita.

„Wahrscheinlich nicht, aber wenn wir der Familie sagen, ihr Kind ist tot und morgen früh stellt sich heraus, dass es entgegen jeder Wahrscheinlichkeit nicht Amina ist, feiert die Presse ein Fest.“ Amaryllis machte eine abwehrende Handbewegung. „Ihr könnt euch vorstellen, wie Neustädt in die Luft gehen würde. Sein Schicksal bei der Berliner Polizei hängt am seidenen Faden, eine voreilige Identifizierung wäre sein Ende.“

Hubert Neustädt war der Leiter der Berliner Mordkommission und hatte seinen Posten nur mit Mühe verteidigen können, nachdem sich beim letzten Fall, den Falk und Amaryllis gemeinsam gelöst hatten, herausgestellt hatte, dass ein mehrfacher Mord vor einigen Jahren mehr als schlampig bearbeitet worden war.

„Recht würde es dem alten Miesepeter geschehen. Wäre es nicht sogar besonders amüsant, wenn ausgerechnet die Presse ihm den Todesstoß versetzen würde“, feixte Falk.

Hubert Neustädt war bei seinen Untergebenen dafür verschrien, dass er nichts mehr fürchtete als einen negativen Pressebericht über seine Abteilung oder noch schlimmer sich selber. Entsprechend verteilte er die Mittel der Mordkommission nicht selten nach der Höhe des Medieninteresses, was den Ermittlungen nicht immer zuträglich war.

„Was hast du noch herausgefunden?“, fragte Amaryllis ihre Kollegin.

„Ich konnte den Todeszeitpunkt auf vorgestern Abend eingrenzen, für eine genauere Zeit brauchen wir weitere

Laborergebnisse, die erst morgen im Verlauf des Vormittags kommen werden. Die Todesursache war mit ziemlicher Sicherheit ein heftiger Schlag auf den Kopf." Benita machte eine Pause, bevor sie fortfuhr. „Allerdings kam der tödliche Schlag wohl erst, nachdem das Mädchen so übel zugerichtet worden war. Immerhin, ich gehe davon aus, dass sie zum Zeitpunkt des Todes bereits bewusstlos war. Wie schon angemerkt, da hat jemand richtig Wut gehabt."

Es herrschte einen Moment Stille in dem Obduktionssaal. Die beiden Kommissare mussten das Gehörte, auch wenn es zu ihrem Berufsalltag zählte, erst verarbeiten.

„Wurde sie sexuell missbraucht?", fragte Falk.

„Nicht im klassischen Sinne", antwortete Benita bedächtig. „Ich vermute allerdings, dass es sich um eine Form von kompensatorischem Sadismus handeln könnte, dabei treten die Qualen des Opfers an die Stelle der sexuellen Befriedigung. Ich habe einen derartigen Fall noch nicht selber untersucht, aber an der Uni eine Vorlesung zu dem Thema besucht. Was ich heute gesehen habe, hat mich an die Bilder erinnert, die der Professor damals gezeigt hat."

Wieder war es still. Keiner der Anwesenden mochte aussprechen, was dem jungen Mädchen widerfahren sein musste, wenn Benita mit ihrer Vermutung recht hatte.

„Warum hat der Täter sie dann vorgestern schon umgebracht?", fragte Falk schließlich mit heiserer Stimme. „Er hätte sich doch noch länger an ihr erregen können."

„Ich kann nur spekulieren, dass er sie getötet hat, um seine Tat zu vertuschen. Das Mädchen scheint sich gewehrt zu haben. Viel ausrichten konnte sie aber wohl nicht, da sie an den Händen gefesselt war, wie einige Wunden an den Handgelenken beweisen. Wahrscheinlich hat sie außerdem geschrien und ihm wurde die Sache zu brenzlig. Merkwürdig ist allerdings, dass er sie nicht sofort in irgendeinem abgelegenen Waldstück verscharrt hat, sondern die Leiche offenbar einen ganzen Tag aufbewahrt und schließlich ausgerechnet an einem medienwirksamen Ort wie dem Kollwitzplatz abgelegt hat."

Die junge Gerichtsmedizinerin, die mit ihren langen blonden Haaren, einer gesunden Gesichtsfarbe und strahlend blauen Augen optisch so gar nicht zu ihrer beruflichen Tätigkeit passen wollte, blickte kurz auf ihre Notizen. „Es ist Winter und es gibt wenig bis keine Insekten, die sich sofort an der Leiche zu schaffen gemacht hätten, dennoch bin ich sicher, dass der Körper nur wenige Stunden im Freien lag. Es ist kalt momentan, die Minus-Temperaturen hätten den Dekompensationsprozess aufgehalten, ähnlich wie in einem Leichenschauhaus, wo die Körper gekühlt aufbewahrt werden. Dem Zustand der Leiche nach zu urteilen, wurde sie die meiste Zeit zwischen Tod und Auffinden in einem warmen Raum gelagert."

„Das bedeutet, dass die Anwohnerin vom Kollwitzplatz, Juliane Sommer, tatsächlich in der vergangenen Nacht die Täter beobachtet haben könnte. Das wäre doch schon mal etwas", sagte Amaryllis nachdenklich.

„Das könnte sein, die Frage, warum der oder die Täter die Leiche zu Hause im Wohnzimmer aufbewahrt hat, wird sie uns aber leider nicht beantworten können", antwortete Falk.

„Ich kann euch, was das betrifft, ebenfalls nicht weiterhelfen. Dafür braucht ihr einen Psychologen, der weiß vielleicht, was einen Menschen treibt, eine Leiche in seinem Wohnzimmer aufzubahren oder was auch immer der Täter mit ihr angestellt hat", erklärte Benita düster. „Morgen kann ich Näheres zu den Verletzungen sagen. Ich habe übrigens gleich mehrere fremde DNA-Spuren an der Leiche gefunden.

Vielleicht habt ihr Glück und der Täter ist bereits polizeibekannt."

„Wann haben wir schon mal Glück", brummte Falk und machte ein missmutiges Gesicht. „Wir sollten sofort eine Nachrichtensperre verhängen, was die Einzelheiten der Verletzungen des Opfers angeht, sonst drehen die Helikoptereltern am Prenzlauer Berg durch."

„Wohl eher Eltern in ganz Berlin, immerhin hat das Mädchen in Lichterfelde im Süden von Berlin, weit weg vom Kollwitzplatz gewohnt", widersprach Amaryllis. „Verdenken kann man es den Leuten nicht, dass sie in Panik geraten, gerade wenn es um ihre Kinder geht."

„Ein Grund mehr, so wenig wie möglich an die Öffentlichkeit dringen zu lassen." Falk von Heeren stand auf und zog seinen abgetragenen Parka an. „Heute können wir nicht mehr viel ausrichten. Sobald wir sicher wissen, dass es sich um Amina handelt, sollten wir mit ihrer Familie, ihren Lehrern und überhaupt jedem sprechen, der das Mädchen kannte. Sie galt zwar als brav und still, aber wie ich aus eigener Erfahrung weiß, kann dieser Eindruck leicht täuschen. Wenn sie irgendwo zu Besuch sind, können sogar meine drei sich benehmen wie die Engel."

Der Hauptkommissar war seit einigen Jahren geschieden und seine drei Töchter lebten seit Kurzem abwechselnd bei ihm und seiner Ex-Frau. Zuvor hatte es ständig Streit zwischen den Eltern gegeben, wann und wie oft die Kinder ihren Vater sehen durften. Schließlich hatte Falk einen Sorgerechtsprozess angestrengt, den seine Ex-Frau in letzter Minute hatte platzen lassen. Eine Einigung war schließlich über die Anwälte erfolgt und Falk war seitdem deutlich entspannter, was die Zusammenarbeit mit ihm sehr viel angenehmer als in den vergangenen Monaten machte. Allerdings brachte ihn das

Zusammenleben mit drei Mädchen, die sich zu Teenagern entwickelten, nicht selten ebenfalls an seine Grenzen.

Amaryllis verkniff sich daher die Bemerkung, dass er seine Kinder unbedingt mehr hatte sehen wollen. Sie konnte sich vorstellen, dass es mit drei pubertierenden Mädchen im Haus nicht einfach für ihren Kollegen war. Bei dem Gedanken an Kinder wurde ihr mulmig zumute. Zum einen plagte sie die berüchtigte Morgenübelkeit bevorzugt in den späten Abendstunden, zum anderen wurde ihr erneut bewusst, wie sehr sich ihr eigenes Leben in wenigen Monaten verändern würde.

„Ja, lass uns nach Hause gehen“, stimmte sie ihrem Kollegen zu. „Wann glaubst du, wird der DNA-Test zurück sein?“, fragte sie an Benita gewandt.

„Ich hoffe, dass er gleich morgen früh um acht Uhr auf meinem Schreibtisch liegt, eigentlich hätte er längst da sein müssen“, antwortete die Pathologin. „Ich sage euch natürlich sofort Bescheid, wenn ich etwas höre.“

6.

Amaryllis Winter zog den Kragen ihres schwarzen Wollmantels hoch und bereute, beim Verlassen ihres Hauses keine Handschuhe angezogen zu haben. Es war kurz nach acht Uhr, sie stand vor der Gemeinschaftsunterkunft in der Finckensteinallee und wartete auf ihren Partner. Sie hatte ihr Auto in einer Seitenstraße parken müssen, da vor der Unterkunft eingeschränktes Halteverbot herrschte. Zwar musste sie Strafmandate im Normalfall nicht bezahlen, der Aufwand diese zu stornieren war aber kaum geringer als die Suche nach einem regulären Parkplatz in Berlin.

Benita Hüther hatte die Kommissarin eine Stunde zuvor angerufen und bestätigt, dass es sich bei der Toten um Amina Rehan handelte. „Der DNA-Test ist zurück, keine Überraschung“, hatte die Pathologin knapp erklärt. „Ich bin bereits in der Gerichtsmedizin und werde den Leichnam genauer untersuchen, danach kann ich euch Details zu den Verletzungen sagen und was dem Mädchen angetan wurde. Gegen Mittag erwarte ich das Ergebnis der anderen DNA-Spuren, die ich gefunden habe, vielleicht ist ein Treffer dabei.“

Endlich bog Falks zerbeulter silberner Audi um die Ecke und ihr Kollege parkte im Gegensatz zu Amaryllis verboten am Straßenrand.

„Guten Morgen“, grüßte der Hauptkommissar seine Kollegin freundlich. „Verdammt kalt heute, oder?“

Amaryllis warf ihm einen bösen Blick zu. „Findest du? Als ich noch in meinem warmen Auto gesessen haben, ist mir die Kälte gar nicht so aufgefallen.“

„Ich werde nicht jünger, da braucht man morgens etwas länger im Bad, erst recht, wenn man schon um sieben Uhr aus dem Bett geklingelt wird“, grinste Falk. „Aber genug gescherzt, wir haben eine unangenehme Aufgabe vor uns, gehen wir lieber rein und bringen es hinter uns.“

*

„Sie hat nie jemanden mit in die Unterkunft gebracht. Keine Freunde, keine Schulkameraden. Sie hat nicht viel über die Schule erzählt. Die Mutter hatte das Gefühl, dass sie sich dort nicht sehr wohl fühlt, keinen Anschluss gefunden hat.“

Die Übersetzerin zuckte mit den Achseln. „Ich befürchte, mehr werden wir heute nicht von Frau Rehan erfahren, sie ist einfach zu fertig mit den Nerven.“

Amaryllis und Falk warfen sich einen kurzen Blick zu und nickten. Sie befanden sich seit einer knappen Stunde in der Flüchtlingsunterkunft und den Großteil der Zeit war es nicht möglich gewesen, mit Naima Rehan zu sprechen. Die Frau hatte die Nachricht vom Tod ihrer Tochter zunächst regungslos aufgenommen und war erst nach einigen Minuten in Tränen ausgebrochen. Sie zitterte seitdem am ganzen Körper und egal, wie sehr sie sich bemühte, Fragen zu beantworten, immer neue Tränen stiegen ihr in die Augen.

Schließlich hatte sie begonnen, hemmungslos zu weinen, und vergrub nun den Kopf in ihren Armen auf der Tischplatte, als wolle sie sich verstecken.

Frau Rehan war eine kleine dunkelhaarige Frau, deren braune Augen melancholisch in die Welt blickten. Sie trug schwarze Jeans und einen Pullover in der gleichen Farbe und wirkte dank ihrer zarten Statur nicht wie eine fünffache Mutter, die mit ihren Kindern auf der Flucht gewesen war und in eine ungewisse Zukunft schaute. Man hätte sie selber für einen Teenager halten können, so jugendlich hatte sie gewirkt, bis die entsetzliche Nachricht vom Tod ihrer ältesten Tochter sie erreicht hatte.

Ihre mit Mühe gemachte Aussage deckte sich mit dem, was die beiden Kommissare am Vortag von der Betreuerin Maria Eisleben über Amina Rehan erfahren hatten.

„Wahrscheinlich ist es besser, wir kommen morgen wieder“, erklärte Amaryllis und stand auf. „Unser Beileid, Frau Rehan“, sagte sie und gab der Frau die Hand. „Wir werden alles tun, um den Täter zu finden.“

„Tolle Floskel“, bemerkte Falk, kaum standen sie wieder auf der Straße. „Wir werden alles tun, bist du jetzt TV-Kommissarin, oder was?“

„Immer nur meckern“, murmelte Amaryllis und betrachtete ihr Handy. „Komm wir laufen zu der Schule, die Amina besucht hat. Laut Google Maps sind es weniger als zehn Minuten von hier aus. Oder passt dir das auch nicht?“

„Schon gut“, Falk machte eine beschwichtigende Handbewegung. „Du hast vielleicht eine Laune in letzter Zeit. Ich folge dir unauffällig. So wie es aussieht, ist Amina auf dem Weg von der Schule nach Hause verschwunden, es kann nur nützen, wenn wir uns die Strecke genauer ansehen.“

*

Das Zimmer der Direktorin der Sekundarschule, die Amina Rehan besucht hatte, war groß und in hellen Farben eingerichtet. Die hohen Fenster ließen viel Licht in den Raum, der ansonsten von Büchern und Grünpflanzen dominiert wurde. Irene Wessels hatte lange graue Haare und ein offenes freundliches Gesicht. Sie trug einen modischen knielangen braunen Rock, einen beigen Rollkragenpullover und braune Winterstiefel. Amaryllis konnte sich gut vorstellen, dass die Direktorin bei den Schülern beliebt und nicht gefürchtet war.

„Ich kann es nicht fassen“, sagte sie zum wiederholten Male. „Ich habe Amina selber oft unterrichtet, sie war so ein liebes, ehrgeiziges Mädchen.“

„Amina ist vor kurzem in eine Regelklasse gewechselt, ist das korrekt?“, fragte Falk die Direktorin, die nickte.

„Ja, sie war im Bereich Sprachen äußerst begabt. Ich selber habe sie in Englisch und Französisch unterrichtet. Das Deutsch- und das Französischlernen fiel ihr sehr leicht, sie hat in kürzester Zeit unglaubliche Fortschritte gemacht. Sie sprach bereits sehr gut Englisch, als sie zu uns in die Schule gekommen ist. So wie ich es verstanden habe, hat ihr Vater es ihr abends beigebracht. Die Sprachbegabung hat sie wohl von ihm geerbt. Ein paar der Kinder waren nicht sehr glücklich darüber, dass ein Flüchtlingskind bessere Englischnoten bekommen hat als sie.“

„Wurde Amina gemobbt?“, wollte Amaryllis wissen.

„Jein.“ Die Direktorin wägte einen Moment lang ihre nächsten Worte ab. „Sie hat sich nie beschwert und die Pausen meist allein verbracht, daher gab es offiziell keinen Grund anzunehmen, dass sie gemobbt wurde und etwas zu unternehmen. Ich glaube allerdings, das lag vorwiegend daran, dass sie sich von ihren Klassenkameraden ferngehalten hat und Konfrontationen aus dem Weg gegangen ist. In der Klasse gab es bei der Notenvergabe manchmal Bemerkungen, die nicht sehr schön waren."

„Was heißt das genau?", fragte Amaryllis nach, da die Direktorin es offenbar vorzog, keine Details zu nennen.

„Als Amina die beste Klassenarbeit in Englisch geschrieben hatte, murmelte eines der Mädchen: ‚Scheißflüchtlingsblag'. Ein paar der anderen Kinder haben zustimmend genickt. Selbstverständlich habe ich das sofort mit der Klasse besprochen, aber es war Amina anzusehen, dass es ihr unangenehm war. Also, dass die Bemerkung von mir thematisiert wurde. Ich befürchte, es wäre ihr lieber gewesen, wenn ich nichts gesagt hätte. Ein anderes Mal habe ich einen Zettel abgefangen, den zwei Mädchen aus ihrer Klasse geschrieben hatten. Darauf stand, dass die Flüchtlingskrähe sich doch lieber die Haare waschen und vernünftige Klamotten kaufen solle, als den Lehrern in den Hintern zu kriechen."

„Das hört sich nicht gut an", kommentierte Amaryllis nachdenklich, doch Irene Wessels fiel ihr ins Wort, bevor sie weitersprechen konnte.

„Ich weiß, ich möchte auch nichts beschönigen, aber das waren Einzelfälle. Wir haben sehr große Klassen hier an der Schule, 32 Kinder, die meisten waren freundlich zu Amina. Sie dürfen sich jetzt nicht vorstellen, dass die gesamte Klasse gegen sie war und sie gemobbt hat. Es waren zwei oder drei Schülerinnen."

Irene Wessels begann nervös in einem Stapel Papiere auf ihrem Schreibtisch zu suchen. „Genau!", sagte sie schließlich, hielt ein Blatt hoch und wirkte erleichtert. „Wir hatten zu Beginn der vergangenen Woche erst eine Anti-Mobbing-Aktion in der Schule, die Polizei war hier und hat einige

Klassen besucht. Die von Amina war darunter. Es wird in diesem Bereich seit ein paar Jahren mehr unternommen, die Leute sind sensibler geworden, was das Thema angeht."

Amaryllis betrachtete das Papier und nickte zustimmend, obwohl sie sich sicher war, dass der Einsatz der Polizei an Schulen zur Mobbing-Bekämpfung zwar ein guter Schritt war, aber sicher nicht die Lösung aller bestehenden Konflikte herbeiführen konnte.

„Hatte Amina wirklich niemanden, mit dem sie gesprochen hat? Gab es nicht zumindest ein Kind, mit dem sie die Pausen gelegentlich verbracht hat?", wollte Falk wissen.

„Nicht, dass ich wüsste." Die Direktorin schüttelte den Kopf. „Sie hat sich immer bewusst von allen ferngehalten. Eine Kollegin hat sie darauf angesprochen, aber Amina hat die Schultern gezuckt und gemeint, sie sei eben gerne allein."

„Ziemlich merkwürdiges Verhalten für ein Teenagermädchen, oder?", stellte Falk mehr fest, als dass er es fragte.

„Ja, aber wir wissen nicht, was Amina erlebt hat. Sie hat nie über ihre Flucht gesprochen und Sie dürfen nicht vergessen, dass ihr Vater, mit dem sie vermutlich ein sehr enges Verhältnis hatte, offenbar ermordet wurde. Vielleicht wurde die Familie in ihrer Heimat Afghanistan schon länger unter Druck gesetzt."

Irene Wessels musste nicht weitersprechen, um den beiden Kommissaren klarzumachen, dass das, was Amina Rehan erlebt haben musste, nicht ohne Einfluss auf ihre junge Seele geblieben sein konnte.

„Amina hat zunächst eine Willkommensklasse besucht, hatte sie dort mehr Kontakt?" Amaryllis wollte die Hoffnung nicht aufgeben, dass es eine Person gab, die ihnen mehr über das tote Mädchen erzählen konnte.

„Sie war vergleichsweise kurz in der Willkommensklasse, da sie so schnell Fortschritte gemacht hat. Aber nein, um Ihre Frage zu beantworten, dort hat sie sich ebenfalls mit niemandem angefreundet. Sie ist morgens gekommen, hat gelernt, die Pausen allein verbracht und ist nach der Schule direkt nach Hause gegangen. So steht es in unseren Unterlagen und so habe ich sie hier auch erlebt." Irene Wessels hielt einen Moment inne und fügte entschuldigend hinzu: „Also, ich nehme an, sie ist nach Hause gegangen. Wir können leider nicht nachvollziehen, was die Kinder machen, sobald sie das Schulgelände verlassen."

„Leider", sagte Falk. „Und diese Bemerkung mache ich als Vater von drei Mädchen, nicht als Polizist. Allen Eltern wäre es wohl am liebsten, sie wüssten jede Sekunde am Tag, wo unsere Kinder sind."

„Hat die Mutter Amina gelegentlich abgeholt?" Amaryllis stellte die Frage vor allem, da Frau Rehan als eine äußerst besorgte Mutter beschrieben worden war, ihre Hoffnung, dass sie so etwas erfahren würden, war gering.

„Nein, ich habe Frau Rehan nie kennengelernt. Sie spricht kein oder kaum Deutsch, soweit ich weiß. Zu den Aufnahmegesprächen oder anderen Terminen ist immer jemand von den Flüchtlingsorganisationen mitgekommen", bestätigte die Direktorin Amaryllis' Vermutung, dass auch diese Frage ins Leere laufen würde.

„Es erscheint unmöglich, etwas über das Mädchen zu erfahren", sagte Falk nachdenklich, während er mit den Fingern auf sein Handy klopfte. „Ich hätte eine Idee, wie wir wenigstens herausfinden könnten, ob und was die anderen Schüler aus der Klasse über sie gesagt haben. Ob uns das wirklich weiterhilft, ist fraglich, daher würde ich nur ungern eine große Sache daraus machen."

Sowohl Irene Wessels als auch Amaryllis sahen den Kommissar fragend an.

„Was meinst du?“, erkundigte sich Amaryllis schließlich, als ihr Kollege keine Anstalten machte, seine Bemerkung zu erklären.

„Meine Töchter, bis auf die Jüngste, haben ein Smartphone und damit WhatsApp. Schulklassen haben für gewöhnlich einen Klassenchat, an dem alle oder die meisten Schüler teilnehmen. Ein wunderbares Mobbing- und Lernverhinderungsmittel, da die Kinder sich gegenseitig aus der Gruppe schmeißen, Lösungen für Hausaufgaben weitergeben und stundenlang dumme Kommentare schreiben können. Sozusagen eine Art moderne Geißel der Jugend. Es würde mich wundern, wenn es das in Aminas Klasse nicht auch geben würde“, führte Falk aus und deutete auf sein Handy. „Die Dinger sind in vielerlei Hinsicht eine unverzichtbare Informationsquelle, auch für die Arbeit der Polizei.“

„Bestimmt gibt es in der Klasse so einen Chat“, bestätigte Irene Wessels. „Ich weiß nur nicht ganz, worauf Sie hinauswollen. Amina hatte kein Smartphone oder sie hat es nicht mit in die Schule gebracht. Ihrem Verhalten nach wäre eine WhatsApp-Gruppe so ziemlich das Letzte gewesen, woran sie sich beteiligt hätte, selbst wenn sie zu Hause ein Mobiltelefon gehabt hätte.“

„Eben! Genau das meine ich. Selbst die übelsten Rüpel haben meist Hemmungen über eine ‚anwesende‘ Person herzuziehen. Da Amina nicht Teil der Gruppe war, dürften die anderen Kinder offen über sie geschrieben haben. Vielleicht können wir so etwas herausbekommen.“

Falk nahm sein eigenes Mobiltelefon vom Tisch hoch und klopfte leicht auf das Display. „Der Klassenchat könnte, und ich betone, könnte Informationen über Amina beinhalten, die eventuell hilfreich sind."

„Um einen privaten Chat zwischen Schülern lesen zu können, brauchen wir eine richterliche Anordnung." Amaryllis schüttelte den Kopf. „Die kriegen wir nicht. Gefahr im Verzug können wir zum jetzigen Zeitpunkt nicht geltend machen. Dafür müssten wir sicher sein, dass Aminas Mörder weiter mordet und Schüler ihrer Klasse im Visier hat."

„Deswegen habe ich gesagt, ich würde daraus ungern eine große Sache machen", erklärte Falk, dass er die Bedenken seiner Kollegin teilte. „Die Frage ist, ob Frau Wessels vielleicht einen Schüler oder eine Schülerin im Auge hat, die uns freiwillig den Klassenchat zeigt."

„Ich weiß nicht", Amaryllis wirkte nicht überzeugt. „Wenn sie uns den Chat lesen lassen, ist die ganze Klasse oder besser gesagt, jeder Chatteilnehmer betroffen, der etwas in diesen Chat geschrieben hat. Das könnte Ärger geben, wenn die Eltern davon erfahren. Und nicht nur dann. Wahrscheinlich wären Beweise, die wir so finden, später vor Gericht nicht zulässig und vom Datenschutz möchte ich gar nicht erst anfangen."

„Gut, dann ein Schüler, der uns grob sagt, was im Chat besprochen wurde. Ob Amina erwähnt und was über sie geschrieben wurde?" Falk verzog das Gesicht ärgerlich, obwohl oder wahrscheinlich gerade, weil er wusste, dass Amaryllis recht hatte.

Irene Wessels holte tief Luft und sah die beiden Kommissare zweifelnd an. „Ich weiß nicht", die Schuldirektorin schüttelte den Kopf. „Mir fallen auf die Schnelle zwei Mädchen aus der Klasse ein, die vielleicht bereit sein könnten, aber das ginge nur, wenn die Eltern zustimmen. Und es wird sich herumsprechen wie ein Lauffeuer, dass die

Polizei alles über den Klassenchat wissen will. Eine große Sache wird so oder so daraus, zumindest für die Schule.“ Sie schüttelte nochmals den Kopf. „Lassen Sie mich kurz nachdenken.“

7.

„Wie frustrierend kann ein Tag eigentlich sein?“, fragte Falk resigniert.

Es war früher Nachmittag und die beiden Kommissare saßen immer noch im Zimmer der Schuldirektorin. Sie hatten eine Liste mit den Klassenkameraden des ermordeten Flüchtlingsmädchens vor sich und bereits mit einem Großteil der Mitschüler gesprochen. Emily Richter lautete der nächste Name auf dem Papier, das die Schulsekretärin zusammengestellt hatte. Sie hatten beschlossen, die Kinder eher allgemein nach dem Klassenchat zu befragen, um keinen Ärger mit besorgten Eltern zu riskieren.

„Wetten, Emily erzählt uns wie jeder bisher, dass Amina still und zurückgezogen war, dass sie mit niemandem gesprochen und die Pausen allein verbracht hat, bevor sie in Windeseile, als wäre der Teufel persönlich hinter ihr her, nach Hause gegangen ist. Nur, dass ihr Zuhause ein Containerdorf ist, wo eigentlich niemand freiwillig wohnen, geschweige denn so schnell wie möglich hinwill. Dieses Mädchen ist wie ein Phantom, es kann nicht sein, dass sie nie mit jemandem gesprochen, sich niemandem anvertraut hat. Ein Teenager ohne Freunde, ohne Zuspruch, unmöglich."

Falk fuhr sich mit der Hand durch seine braunen Locken und Amaryllis bemerkte, dass sich immer mehr graue Haare daruntermischten. Zusammen mit den Lachfalten um seine blauen Augen ließ dieses Zeichen des Älterwerdens ihren Kollegen noch attraktiver wirken als er es schon war. Einer der jungen Lehrerinnen, die sie ebenfalls befragt hatten, war dies offenbar auch aufgefallen und sie hatte ihre Antworten stets an Falk gerichtet und so getan, als befände sich Amaryllis gar nicht im Raum. Der Kommissarin war dies nicht Unrecht gewesen, da die Frau als Zeugin nichts Neues berichtet hatte und ihr seit einem überhasteten Mittagessen in der Schulcafeteria übel war. Fast wünschte sie, dass die Befragung von Emily Richter so ergebnislos wie die bisherigen verlaufen würde und damit schnell vorbei wäre.

Ein hochgewachsenes, auffallend schlankes blondes Mädchen betrat den Raum. Trotz der eisigen Temperaturen, die draußen herrschten, trug sie eine löcherige Jeans, die knapp über den Knöcheln endete und keine Socken in ihren Turnschuhen. Amaryllis hoffte sehr, dass sie eine dicke Winterjacke irgendwo in der Schule hatte, denn beim Anblick der dünnen Bluse der Schülerin fröstelte sie unwillkürlich.

„Hallo, das ist meine Kollegin Hauptkommissarin Winter und ich bin Hauptkommissar von Heeren, wir würden dir gerne ein paar Fragen stellen", stellte Falk sich förmlich vor und Amaryllis vermutete, dass er dem gelangweilt dreinschauenden Teenager so Respekt einflößen wollte.

„Ich weiß, wer Sie sind", sagte das Mädchen keck. „Es gibt kein anderes Gesprächsthema in der Schule."

„Was kannst du uns über Amina Rehan sagen?", fragte Amaryllis. „Du hast in Französisch neben ihr gesessen, oder?"

„Nicht freiwillig!“, erklärte Emily trotzig. „Frau Wessels hat darauf bestanden. Neben der Streberin wollte niemand sitzen.“

„Du hättest bestimmt lieber neben einer Freundin gesessen“, erklärte Falk trotz der pampigen Antwort des jungen Mädchens erstaunlich mitfühlend.

„Allerdings. Im Gegensatz zu Amina habe ich wenigstens Freundinnen.“

„Dann bist du sicher auch in dem Klassenchat“, fragte Falk beiläufig, während er ein paar Papiere aus seiner Tasche holte.

„Natürlich. Jeder ist im Klassenchat. Also, jeder außer Amina, die hatte ja nicht mal ein Handy“, sagte Emily verächtlich.

Amaryllis spürte, wie ihr das Mädchen immer unsympathischer wurde. Sie hatte wie selbstverständlich in der Vergangenheitsform von ihrer Klassenkameradin gesprochen und dabei keinerlei Mitgefühl oder Entsetzen gezeigt, dass Amina tot war.

„Wurde sie gelegentlich im Chat erwähnt?“, fragte sie.

„Wieso?“ Emily Richter wurde zum ersten Mal aufmerksam und begann, auf ihrem Stuhl herumzurutschen.

„Na, es wird gelästert in solchen Chats, oder nicht?“ Falk sah das Mädchen durchdringend an.

„Ja, sie wurde manchmal erwähnt. Wir haben sie ‚Zombie‘ genannt, weil sie wie eine Untote wirkte“, gab Emily mit gesenktem Blick zu, der allerdings gespielt wirkte. „Sie war eben komisch. Sie hat nicht gesprochen und stand immer allein rum. Als wäre sie aus einer anderen Welt und hätte keine Ahnung, was sie mit uns anfangen soll. Wie komisch ist das denn bitte?“

Amaryllis fragte sich, was die Lebensumstände, denen Amina Rehan ausgesetzt gewesen war, aus Emily Richter gemacht hätten und ob sie so selbstbewusst und selbstgerecht vor ihnen gesessen hätte, wenn sie das Gleiche wie Amina hätte durchmachen müssen.

„Wurde sonst noch etwas über sie gesagt? Hat mal jemand Amina in der Stadt gesehen oder irgendwo getroffen?“

Amaryllis nahm an, dass Falk bewusst nicht fragte, ob das junge Flüchtlingsmädchen vielleicht gemeinsam mit jemandem gesehen worden war. Er wollte Emily keine Vorlage liefern, die die Schülerin hätte ausnutzen können, um sich wichtig zu machen.

„Nö. Die ist immer sofort nach Hause in ihr Flüchtlingsdorf zu ihrer Großfamilie gegangen.“

Die beiden Kommissare warfen sich einen Blick zu und Falk nickte Emily Richter freundlich zu. „Vielen Dank. Das wäre alles. Du kannst gehen.“

„Der gehört mal so richtig der Hosenboden versohlt“, sagte er, kaum hatte das Mädchen den Raum verlassen. „Wenn ich meine Töchter jemals erwischen sollte, dass sie so reden, können die sich auf etwas gefasst machen!“

„Es würde mich nicht wundern, wenn Emily die Einstellung von zu Hause und nicht hier aus der Schule hat“, überlegte Amaryllis. „Das Thema Flüchtlinge ist für viele Menschen ein rotes Tuch und Medien und Politik machen es nicht gerade besser.“

„Ich frage mich, inwiefern der Umstand, dass Amina ein Flüchtling war, eine Rolle spielt?“ Falk sah seine Kollegin nachdenklich an. „Das Medieninteresse ist auf jeden Fall riesig. Vielleicht ist das wichtig für den Täter? Vielleicht hat er deshalb ein Flüchtlingskind ausgewählt.“

„Ich hoffe sehr, du willst nicht sagen, dass er nicht nur eine sadistische Störung hat, sondern dazu ein Flüchtlingshasser ist, der seinen Politikfrust an Teenagern auslässt. Das wäre ein bisschen viel auf einmal“, entgegnete Amaryllis.

„Nein, das will ich nicht sagen. Ich überlege nur laut, ob er *nur* ein Flüchtlingshasser ist und das Mädchen deswegen so zugerichtet hat“, sagte Falk.

„Das würde bedeuten, dass Amina kein Zufallsopfer war“, überlegte Amaryllis. „Schwer zu glauben, wenn man bedenkt, dass das Mädchen zu niemanden näheren Kontakt hatte und nach der Schule förmlich nach Hause gerannt ist. Wo und wie sollte der Täter ausgerechnet sie ausgewählt haben?“

„Gute Frage, nächste Frage“, sagte Falk.

„Ich rufe Benita an und frage, ob sie etwas Neues herausgefunden hat. Wenn sie Zeit hat, sollte sie mit uns kommen.“

Amaryllis nahm ihr Handy, doch Falk stoppte sie. „Ich bemühe mich wirklich, dich blind zu verstehen, und das gelingt mir besser, als du denkst, aber diesmal bin ich überfragt, wohin soll Benita mit uns kommen?“

„Zu Dr. Sven Justus, unserem neuen Polizeipsychologen. Zu wem sonst?“ Amaryllis lächelte und wählte Benitas Nummer.

Falk zuckte mit den Schultern. „Okay, macht Sinn, da hätte ich draufkommen können.“

8.

Amaryllis Winter zögerte einen Moment, bevor sie an die graue Bürotür klopfte.

„Was machen wir, wenn der Neue genauso ein Scheusal wie Dr. Sonsalla ist?“, fragte sie Falk von Heeren, der neben ihr stand.

„Ist er nicht, glaub mir. Ich habe den Mann bereits getroffen, er ist anders. Sehr anders.“ Falk grinste vielsagend und klopfte energisch an die Tür.

Dr. Frederik Sonsalla hatte seinen Dienst als Polizeipsychologe bei der Berliner Mordkommission zu Beginn des Jahres quittiert und eine Privatpraxis eröffnet. Da er niemanden in seine Pläne eingeweiht und darauf bestanden hatte, seinen über Jahre angesparten Urlaub sofort zu nehmen, war seine Stelle für fast zwei Monate unbesetzt geblieben. Die Art, wie er seinen Job verlassen hatte, entsprach seiner Arbeitsweise. Der Psychologe hatte seinen Kollegen stets ein Gefühl der Unzulänglichkeit vermittelt und war als unkollegial und arbeitsfaul verschrien gewesen.

„Ich kann nicht glauben, dass der so viel Urlaub angespart hat, der war doch nie da und wenn er das Wort Arbeit gehört hat, ist er sofort zum Arzt gerannt und hat sich krankschreiben lassen", hatte Falk kommentiert, als bekannt wurde, dass die Mordkommission von einem Tag auf den anderen ohne Psychologen dastand. „Wenn ich nicht glücklich wäre, dass ich den Typen nie wiedersehen muss, würde ich glatt in seine Praxis gehen und mir ansehen, ob die genauso ein Schweinestall wie sein Büro früher ist und ob er seine Patienten so fürchterlich behandelt wie seine Kollegen. Obwohl man sich kaum vorstellen kann, dass er überhaupt Patienten hat."

Falk öffnete die Tür, ohne eine Antwort auf sein Klopfen abzuwarten, und die beiden Kommissare traten in den Raum. Amaryllis konnte ihren Augen kaum trauen. Das Zimmer war frisch gestrichen, sauber und aufgeräumt, nichts erinnerte mehr an das Chaos und das bedrückende Grau, welches den Raum zu Zeiten von Dr. Sonsalla dominiert hatten. Sie empfand das frische Zitronengelb der Wände zwar als etwas übertrieben ebenso wie die bunten Aquarelle und die riesige Yucca-Palme, die in einer Ecke stand, aber verglichen mit dem vorherigen Zustand war es eine Freude in dem Raum zu sein. Die Kommissarin war so in die Betrachtung der Veränderungen vertieft, dass sie zusammenzuckte, als eine tiefe Männerstimme neben ihr sagte: „Und Sie müssen Hauptkommissarin Winter sein, ich freue mich, Sie kennenzulernen!"

Amaryllis wusste sofort, warum Falk den neuen Polizeipsychologen als „anders" beschrieben hatte. Der Mann neben ihr hatte dunkle graumelierte Haare, die er zu einem eher armseligen Zopf zusammengebunden trug. Sein fast schwarzer Vollbart dagegen war beeindruckend, ebenso wie seine Statur, die nur als stattlich beschrieben werden konnte. Dr. Justus trug eine edle dunkelblaue Jeans, ein Hemd in der gleichen Farbe, das über seinem Bauch etwas spannte und dazu elegante dunkelbraune Wildlederslipper. Er sah aus wie ein Alt-Hippie, der zu Geld gekommen war und sich nicht scheute, es auszugeben.

„Furchtbar, diese gelben Wände, oder?“, sagte der Psychologe und deutete mit der Hand durch den Raum. „Als ich das erste Mal hier reingekommen bin, dachte ich, mich trifft der Schlag. Wenn ich geahnt hätte, dass das freundliche Angebot unseres gemeinsamen Chefs, Hubert Neustädt, den Raum neu zu gestalten, die Farbe Gelb, Aquarelle und eine Yucca-Palme beinhaltet, hätte ich dankend abgelehnt.“ Er machte einen zögerlichen Schritt auf die Yucca-Palme zu. „Die ist sicher mit Giftspinnen infiziert!“ Er sah Amaryllis an. „Haben Sie Angst vor Spinnen? Ich schon. Fürchterliche Kreaturen. Ich sage nur, acht Beine!“

Amaryllis konnte nicht anders, als den Mann zu mögen. Trotz seines leicht skurrilen Äußeren war er sympathisch und schien Humor zu haben, was nicht die wichtigste Eigenschaft eines Polizeibeamten war, aber half, mit den grauenvollen Dingen zurechtzukommen, mit denen sie bei ihrer Arbeit konfrontiert wurden.

„Möchten Sie einen Kaffee?“, fragte Dr. Justus höflich und deutete auf eine teuer aussehende Kapsel-Kaffeemaschine, die auf einer Ablage stand. „Nicht neidisch werden“, sagte er grinsend. „Die war nicht im Renovierungspaket enthalten, die habe ich selber mitgebracht.“

Wenige Augenblicke später saßen die beiden Kommissare und der Psychologe an seinem Schreibtisch, jeder eine Tasse dampfenden Cappuccino vor sich. Eine Schale mit feinem Konditoren-Gebäck stand auf dem Tisch.

„Leider kann Frau Dr. Hüther, die Gerichtsmedizinerin, nicht dazukommen, sie ist zu beschäftigt“, begann Falk die Unterhaltung. „Aber sie hat Ihnen die bisherigen Ergebnisse und Fotos der Obduktion von Amina Rehan per E-Mail geschickt, zumindest hat sie das versprochen."

„Ja, ich habe alles bekommen", bestätigte Dr. Justus und zeigte auf einen fein säuberlich geordneten Stapel Papiere auf seinem Schreibtisch. „Ich habe alles durchgesehen und mein erster Eindruck ist: Das sieht nicht gut aus."

Er lächelte trotz seiner alarmierenden Worte. „Leider kann ich es weniger dramatisch nicht ausdrücken. Ich gehe davon aus, dass die Vermutung unserer Kollegin von der Gerichtsmedizin, dass der Täter unter kompensatorischem Sadismus leidet, zutreffend sein könnte, insbesondere da das Opfer keine der klassischen Anzeichen von sexuellem Missbrauch aufweist. Dem Mädchen wurde rohe Gewalt angetan, Rache oder etwas Ähnliches als Motiv, das auf eine große Wut des Täters schließen lässt, können wir für den Moment wohl vernachlässigen." Der Psychologe spielte gedankenverloren mit den Fingern in seinem Bart. „Zumindest seitdem sie in Deutschland ist gibt es in der Vorgeschichte des Mädchens keine Hinweise darauf, dass jemand sich an ihr rächen wollte."

„Wäre es möglich, dass der Täter einen tiefen Hass gegen Flüchtlinge verspürt und das Kind deswegen so zugerichtet hat", brachte Falk seine zuvor geäußerte These ein.

„Das kann ich, wenn überhaupt, erst nach genauer Sichtung des gesamten Materials sagen." Sven Justus schüttelte den Kopf, während er sprach. „Dazu müssten wir einen Anhaltspunkt finden, dass das Mädchen kein Zufallsopfer war, was ich aber nicht glaube. Der Täter stand vermutlich unter hohem sexuellem Druck und hat sich wahllos ein Opfer gesucht."

Amaryllis spürte Übelkeit in sich aufsteigen, die ausnahmsweise nicht allein ihrer Schwangerschaft zuzuschreiben war. Die Gebäckschale auf dem Tisch wirkte plötzlich wie eine Drohung auf sie.

„In den meisten Fällen belässt so ein Täter es nicht bei einem Opfer." Sie sah den Psychologen fragend an, der zustimmend nickte.

„Ja, es geschieht nicht selten, dass ein Täter sich nicht mehr zügeln kann, wenn er erst einmal erfolgreich zugeschlagen hat. Oft braucht er immer schneller neue Befriedigung. Ob das in diesem Fall zutrifft, kann ich Ihnen nicht sagen. Unser derzeitiger Wissensstand sollte aber ausreichen, dass wir es nicht ausschließen können."

„Ich werde sofort einen Hinweis an alle Dienststellen geben, dass wir über jeden Vermisstenfall in Berlin und Umland umgehend informiert werden wollen", sagte Amaryllis.

„Halten Sie es für möglich, dass es zwei Täter gibt oder der Mörder einen Komplizen hat?", fragte Falk.

Dr. Justus sah den Kommissar erstaunt an. „Das wäre mehr als ungewöhnlich. Kompensatorischer Sadismus ist eine eher seltene Paraphilie, also eine von der gesellschaftlichen Norm abweichende sexuelle Störung. Ich würde bezweifeln, dass es einen offiziell dokumentierten Fall gibt, bei dem zwei Menschen mit diesem Leiden sich zusammengetan haben."

Der Psychologe überlegte einen Moment und zog ein Papier mit einigen Fotos der Toten aus dem Stapel hervor. „Wie gesagt, ich halte die Vermutung von Frau Dr. Hüther, dass der Täter unter einer sexuellen Störung, eventuell kompensatorischem Sadismus leidet, für durchaus berechtigt, allerdings sind die Verletzungen, die er der Toten zugefügt hat, fast ein wenig zu ‚normal'."

Er deutete auf eines der Fotos. „Das Opfer wurde getreten, geschlagen und mit einem Messer geschnitten. Entschuldigen Sie meine saloppe Ausdrucksweise, aber ein echter Sadist hat vermutlich noch ganz andere Qualen für seine Opfer auf der Palette."

„Haben Sie eine andere Idee, was sonst das Motiv des Täters sein könnte?", fragte Amaryllis.

„Nein, bislang leider nicht", gab Dr. Justus zu. „Ich wollte nur darauf hinweisen, dass wir zu diesem Zeitpunkt vollkommen offen sein sollten. Die Theorie, dass wir es mit einem sadistisch veranlagten Täter zu tun haben, ist nicht in Stein gemeißelt."

Falk fuhr sich nachdenklich mit der Hand durch die Haare. „Im Bericht von Benita Hüther steht, dass das Mädchen in der Nacht ihres Verschwindens zwischen 22 und 24 Uhr gestorben ist. Eine Zeugin hat zwei Männer in den frühen Morgenstunden des übernächsten Tages an der Stelle gesehen, wo die Leiche von Amina Rehan gefunden wurde. Die Uhrzeit könnte übereinstimmen mit der Zeit, als der Täter das Mädchen zum Fundort gebracht hat. Nach Aussage von Frau Hüther hat das Opfer nicht lange draußen in der Kälte gelegen. Es könnte sich bei den beiden Männern um den Mörder und einen Komplizen gehandelt haben."

„Zwei Täter, die gemeinsam morden, sehr ungewöhnlich", sagte Dr. Justus mehr zu sich selber als zu den beiden Kommissaren. „Lassen Sie mich die Befunde aus der Gerichtsmedizin genauer analysieren, dann kann ich Ihnen mehr sagen. So wie ich Frau Dr. Hüther verstanden habe, fehlen einige Ergebnisse. Je mehr Details ich bekomme, desto genauer kann ich alles analysieren und Ihnen hoffentlich ein aussagekräftiges Täterprofil liefern."

„Der Mörder hat das tote Mädchen einen ganzen Tag bei sich behalten, spricht das Ihrer Meinung nach eher für oder gegen einen Sadisten? Was sagt das über den Täter aus?", fragte Amaryllis den Psychologen.

„Typisch ist es nicht“, sagte dieser und kratzte sich erneut an seinem Bart. „Oft, wenn auch nicht immer, leiden diese Menschen unter ihrer Störung und schämen sich im Nachhinein für das, was sie getan haben. Dies würde eher dafürsprechen, dass der Täter sein Opfer so schnell wie möglich loswerden will. Andererseits, wie schon erwähnt, ist kompensatorischer Sadismus eine sehr seltene Störung, sie kann viele Ausprägungen haben. Ich müsste mich einlesen, bevor ich genaue Auskünfte geben kann.“ Der Psychologe hielt einen Moment inne, als überlege er, ob er die nächsten Worte sagen sollte. „Ich mache ungern die Pferde scheu, aber wie schon gesagt, egal, was das Motiv des Täters ist, es steht zu befürchten, dass er sehr bald wieder zuschlägt. Er hat im wahrsten Sinne des Wortes Blut geleckt.“

9.

Amaryllis Winter war nach dem Gespräch mit Dr. Justus gerade in ihrem eigenen Büro angekommen, als ihr Handy klingelte. Sie hatte das Gespräch kaum beendet, da klopfte es an ihrer Tür und Falk trat in den Raum.

„Es hat sich ein Mädchen aus der Schule gemeldet, die Amina am Tag ihres Verschwindens mit einer Frau gesehen haben will. Sie war heute krank, daher hat sie erst am Nachmittag von einer Freundin erfahren, was geschehen ist“, sagte der Hauptkommissar.

„Sehr gut, das könnte eine wichtige Zeugin sein“, kommentierte Amaryllis. „Weniger gut ist, dass bei einer Polizeidienststelle am Prenzlauer Berg eine Vermisstenmeldung eingegangen ist. Eine Dreizehnjährige ist nicht wie mit ihrer Mutter abgesprochen nach Hause gekommen. Sie war nach der Schule bei einer Freundin, die nur wenige Straßen entfernt wohnt und ist dort um Punkt fünfzehn Uhr aufgebrochen, um heimzugehen.“

„Wo sie bislang nicht angekommen ist“, ergänzte Falk unnötigerweise. „Wir sollten ruhig Blut bewahren. Vielleicht hat sie unterwegs jemanden getroffen, sich ein Eis gekauft oder sie traut sich nicht nach Hause, weil sie eine schlechte Note bekommen hat." Der Kommissar sah auf seine Uhr. „Es ist jetzt achtzehn Uhr, wir sollten das Mädchen befragen, das Amina mit einer Frau gesehen hat. Wenn wir damit fertig sind und die Vermisste vom Prenzlauer Berg nicht aufgetaucht ist, fahren wir hin."

„Okay", Amaryllis nahm ihren Mantel. „Wenn Amina zuletzt mit einer Frau gesehen wurde, wirft das so ziemlich alles über den Haufen, was wir bislang wissen. Die zwei Männer, die Juliane Sommer beobachtet hat, haben wahrscheinlich nichts mit dem Fall zu tun und der Mörder leidet eher nicht an einer seltenen sadistischen Störung. Zumindest wäre es höchst sonderbar, wenn ihm seine Frau oder Freundin dabei hilft, das Opfer zu finden."

Falk schüttelte den Kopf. „Was ist nur mit dir los? Hat die Schwangerschaft dir deine Fantasie geraubt? Wir könnten es mit einer ganzen Sadisten-Gang zu tun haben oder noch besser mit irren Kult-Mitgliedern, die für ihren Anführer junge Opfer suchen müssen, die er quälen kann. Oder die Ehefrau braucht eine Pause von den Quälereien ihres geliebten Gatten und hat ihm einen Ersatz gesucht."

Amaryllis blieb wie angewurzelt stehen und starrte ihren Partner an. „Du weißt es?"

Falk machte ein mitleidiges Gesicht. „Ich habe mit einer überaus hysterischen Frau drei Schwangerschaften inklusive Ganztags-Übelkeit, Sodbrennen, Müdigkeit und jedem weiteren Zipperlein, das eine Schwangere so plagen kann, durchgestanden. Dazu kamen ein paar ernsthafte Probleme wie ein Not-Kaiserschnitt und zweimal Schwangerschaftsdiabetes. Wenn ein Mann eine schwangere Frau zehn Meter gegen den Wind erkennt, dann ich." Er nahm seine Kollegin in den Arm und drückte sie fest. „Herzlichen Glückwunsch. Ich bin allerdings ziemlich eingeschnappt, dass du es mir verheimlichen wolltest!"

Amaryllis spürte, wie sie rot wurde. „Danke. Wie du dir vorstellen kannst, ist das Ganze etwas überraschend und war so nicht geplant."

„Ja, ich werde mit Nikolas mal ein ernstes Wörtchen über Verhütung und Verantwortung sprechen müssen. Ganz ehrlich, zwei Erwachsene, die auf die Vierzig zugehen, beruflich erfolgreich und eingespannt sind und dann so was: ungeplant schwanger wie die Teenager. Ich bete inständig, dass ihr euch bei eurem Schäferstündchen nicht mit Batida Kirsch oder so einem Zeug habt vollaufen lassen. Ich glaube nicht, dass ich in dem Fall noch Respekt vor dir haben könnte."

Amaryllis sah ihn misstrauisch an. „Hast du etwa mit Nikolas darüber gesprochen?"

„Das würde ich mich nie trauen!", lachte Falk. „Und Nikolas auch nicht, wir haben beide Angst vor dir." Er musterte seine Kollegin von oben bis unten. „Stimmt das mit dem Batida Kirsch etwa? Oder, wenn du mich ernsthaft vom Hocker hauen willst, sag mir, dass die Schwangerschaft geplant war."

*

Die Familie Richtling wohnte in einer Seitenstraße, die ganz in der Nähe der Gemeinschaftsunterkunft an der Finckensteinallee lag. Amaryllis und Falk hatten beschlossen, dass es besser sein würde, Sofia Richtling zu Hause zu befragen. Das Mädchen hatte sich am frühen Abend gemeinsam mit ihrer Mutter bei einer Polizeistation gemeldet und angegeben, Amina am Tag ihres Verschwindens gesehen zu haben. Die Mutter hatte ihnen die Tür geöffnet und ihrem Gesicht war anzusehen gewesen, dass sie besorgt war, dass ihre Tochter, wenn auch nur als Zeugin, in einen Mordfall verwickelt war. Sie hatte die beiden Kommissare in das Wohnzimmer der Familie geführt, wo sie auf einer ausgeleierten Ledercouch saßen, ihnen gegenüber ein genervt aussehender Teenager.

„Eine Frau halt", sagte Sofia zum wiederholten Male. „Sie war etwas größer als Amina und dünn. Ich habe mir nicht gemerkt, was sie anhatte. Sie war dunkel gekleidet, keine Ahnung."

„Aber dir ist aufgefallen, dass Amina mit jemandem gesprochen hat?", fragte Amaryllis so sanft wie möglich, obwohl sie langsam die Geduld mit der Schülerin verlor.

Sie befragten das Mädchen seit einer guten halben Stunde und wussten genauso viel wie in dem Moment, als sie in die Wohnung gekommen waren. Sofia hatte Amina und eine Frau zwischen 14:30 und 14:45 Uhr in der Finckensteinallee in Höhe der Schwimmhalle gesehen. Sie konnte den Zeitraum exakt eingrenzen, da die Schule um 14:25 Uhr endete und sie im Anschluss kurz mit ein paar Freundinnen geredet hatte. Dann hatte Sofia sich auf den Heimweg gemacht, der zu Fuß nur wenige Minuten dauerte. Sie hatte Amina auf der anderen Straßenseite mit einer Frau reden sehen. Die beiden waren langsam in Richtung Flüchtlingsunterkunft gegangen, ganz als hätte die unbekannte Frau Amina nach Hause begleiten wollen. Mehr hatten sie aus der Schülerin bisher nicht herausbekommen.

„Natürlich ist mir aufgefallen, dass Amina mit jemanden gesprochen hat", sagte Sofia bockig. „Die hat doch nie mit jemandem geredet, die war immer allein. Es hat mich aber nicht genug interessiert, dass ich stehen geblieben wäre und nachgefragt hätte, wer die Frau ist. Ich konnte schließlich nicht ahnen, dass sie Amina entführen und umbringen will."

„Sofia!", ermahnte ihre Mutter, die neben ihrer Tochter auf einem Stuhl saß, das Mädchen. „Deine Schulkameradin ist tot und die Polizei versucht aufzuklären, was passiert ist, könntest du dir bitte mehr Mühe geben." Frau Richtling warf ihrer Tochter einen bösen Blick zu.

„Ich weiß eben nicht mehr! Soll ich etwas erfinden?", fragte Sofia aufmüpfig.

„Natürlich nicht, aber versuchen, dich an Kleinigkeiten zu erinnern. Hatte die Frau etwas in der Hand? Hat sie Amina etwas gegeben? Stand irgendwo in der Nähe ein auffälliges Auto, eventuell mit laufendem Motor?", Amaryllis sah den rothaarigen Teenager erwartungsvoll an.

Sofia Richtling war ein auffallend hübsches Mädchen, das mit ihren langen dunkelroten Haaren, den grünen Augen und zahllosen Sommersprossen ihrer Mutter wie aus dem Gesicht geschnitten war. Sie trug, obwohl die Wohnung nicht überheizt war, ein bauchfreies T-Shirt und eine Jeans, die so eng saß, dass sie wenig der Fantasie überließ. Unwillkürlich überlegte die Kommissarin, ob sie ihrer Tochter, wenn sie eine bekommen sollte, in dem Alter erlauben würde, so herumzulaufen.

„Die beiden standen auf der anderen Straßenseite, ich konnte nicht erkennen, ob die Frau etwas in der Hand hatte, ich glaube nicht", erklärte Sofia genervt.

„Ich denke, wir sind fertig." Es war Falk von Heeren anzusehen, dass er genug von dem Theater hatte. „Wenn dir noch etwas einfallen sollte, sag es deiner Mutter, sie kann uns jederzeit anrufen. Vielen Dank."

Frau Richtling stand auf und es war offensichtlich, dass sie sich für ihre Tochter schämte.

„Teenager halt. Es ist nicht leicht“, sagte sie an die beiden Kommissare gewandt, während sie sie zur Tür begleitete. „Ich werde versuchen, nachher nochmal mit ihr zu reden. Wenn sie etwas Neues sagt, melde ich mich. Es tut mir leid.“

„Vielen Dank“, sagte Falk deutlich milder. „Ich habe auch drei Mädchen zu Hause, ich fühle mit Ihnen.“

„Meinst du, das Mädchen hat uns etwas verheimlicht oder gelogen?“, fragte Amaryllis, nachdem sie die Haustür hinter sich ins Schloss hatte fallen hören.

„Ich denke nicht. Amina war kein beliebtes Kind, sie war sicher keine ‚Influencerin‘, wie man heutzutage so schön sagt. Die anderen haben über sie gelästert, waren neidisch auf ihre Schulnoten, im Großen und Ganzen war sie ihren Mitschülerinnen aber herzlich egal. Sofia wird sie mit einer Frau gesehen haben und hätte die Sache wohl sofort und für immer vergessen, wäre ihre Schulkameradin nicht zwei Tage später tot aufgefunden worden.“

Falk von Heeren zog seinen Parka an. „Ein Glas Wein wäre jetzt schön, aber du darfst ja nicht trinken“, neckte er seine Kollegin, die ihr Handy aus ihrer Tasche zog und eine Nummer wählte.

„Das vermisste Mädchen vom Prenzlauer Berg ist nicht wieder aufgetaucht. Es ist fast acht Uhr. Sollen wir hinfahren?“, fragte Amaryllis, die letzte Bemerkung ihres Kollegen ignorierend.

„Ja“, stimmte dieser schicksalsergeben zu. „Auch wenn es nur ist, damit wir uns hinterher nicht sagen lassen müssen, wir hätten den Hinweis nicht ernst genommen. Wein wäre trotzdem schön gewesen.“

10.

Es war bereits kurz vor Mitternacht, als Amaryllis Winter an diesem Abend in die vornehme Villa im Berliner Grunewald zurückkehrte, die sie von ihrer Großmutter geerbt hatte. Mehrere Fenster waren hell erleuchtet und erinnerten die Kommissarin daran, dass sie nicht mehr allein in dem riesigen Haus wohnte. Sie hatte das Gebäude im vergangenen Sommer umbauen lassen, da es für sie zu groß und vor allem zu teuer war. Die Mieter der zwei neuen Wohnungen waren im Begriff einzuziehen, wie ein riesiger Stapel an Umzugskartons, Möbeln und anderen Dingen, die noch einen Platz finden mussten, in ihrer Garage zeigte. Amaryllis konnte nur hoffen, dass ihre Mieter ihre Großzügigkeit, die Garage als Abstellfläche zu nutzen, nicht allzu lange in Anspruch nehmen würden, da sie ihr Auto nur noch mit Mühe auf die verbleibende freie Fläche manövrieren konnte.

Doch es brannten nicht nur Lichter in den beiden Anliegerwohnungen, ihr eigenes Wohnzimmer war ebenfalls hell erleuchtet, was nur bedeuten konnte, dass Nikolas Kretschmann auf sie wartete. Amaryllis seufzte. Sie hatte den

Diensthundeführer der Berliner Polizei bei gemeinsamen Ermittlungen vor einem guten halben Jahr kennengelernt und sie waren seit kurz vor Weihnachten ein Paar. Ein Paar, das sich kaum kannte und bereits ein Kind erwartete. Wie hatte Falk es so wunderbar ausgedrückt: Zwei Erwachsene, die auf die Vierzig zugehen und sich bei der Verhütung dämlich wie Teenager anstellen. Wie hatte das nur passieren können? Auch wenn ihr Kollege es etwas charmanter umschrieben hatte, konnte Amaryllis nicht verleugnen, dass die Frage berechtigt war. Und dass ihre Familie, Freunde und Arbeitskollegen sie sich genauso stellen würden. Und dass sie keine vernünftige Antwort hatte, außer, dass sie entgegen ihrer Art tatsächlich einfach nicht aufgepasst hatte.

„Ach, egal", murmelte sie zu sich selber. „Wen interessiert das Geschwätz der Leute. Die eiskalte Amaryllis Winter, Mrs. CSI New York hat sich einfach mal gehen lassen. Gönn ihnen doch die kleine Freude, sich ein paar Wochen in Spekulationen zu ergehen, wie das hat passieren können. Wenn sie Nikolas kennen würden, könnten sie mich verstehen. Zumindest die Frauen."

Ihr Herz klopfte, wenn sie an den gutaussehenden Mann dachte, der in ihrem Wohnzimmer auf sie wartete. Nikolas war mindestens so verblüfft wie sie selber gewesen, als er von der Schwangerschaft erfahren hatte, doch er hatte keinen Zweifel daran aufkommen lassen, dass er die Verantwortung für das Kind übernehmen und mit Amaryllis zusammenbleiben wollte.

„Hör auf, alles zu Tode zu analysieren, und freu dich einfach", sagte die Kommissarin entschieden zu sich und befahl sich, die kleine, stets anwesende Frage, wie sich ihre Beziehung zu Nikolas ohne das Baby entwickelt hätte, zu verdrängen. Sie würde es nicht mehr herausfinden. Sie musste ihre Situation einfach annehmen wie sie war.

Sie musste an die Eltern der verschwundenen Dreizehnjährigen denken. Elvira Elhaus, die Amaryllis auf Mitte bis Ende fünfzig schätzte, hatte das Foto ihrer Tochter Paula immer und immer wieder ungläubig in die Hand genommen, während ihr Mann Peter seine Angst und Sorge mit wütend vorgebrachten Forderungen an die Polizei zu übertünchen versucht hatte.

„Was tun Sie, um meine Tochter zu finden!“, hatte der hagere Mann, der ganz in stylisches Schwarz gekleidet gewesen war und ein modisches Ziegenbärtchen trug, mehrfach gerufen. „Was unternehmen Sie wirklich, um meine Tochter zu finden?“

Man merkte, dass Peter Elhaus es gewöhnt war, anderen Menschen Befehle zu erteilen und seine Wünsche durchzusetzen wusste. Die Machtlosigkeit, die mit der Situation einherging, schien ihn zu überfordern. Er war nervös in dem Polizeirevier auf und ab gegangen, sein Handy ständig am Ohr, um Freunde und Bekannte auf dem Laufenden zu halten und Freundinnen seiner Tochter Paula anzurufen, ob sie irgendetwas über den Verbleib seines einzigen Kindes wussten. Der Mann war der Albtraum jedes Polizisten, indem er die Dinge selber in die Hand nahm und allen um sich herum klarmachte, dass er kein Vertrauen in ihre Fähigkeiten hatte.

„Herr Elhaus, beruhigen Sie sich“, hatte ein eilig herbeigerufener Polizeipsychologe auf den Mann eingewirkt und versucht, mit ihm in einem Nebenraum zu sprechen. Ohne Erfolg. Peter Elhaus war nicht zu beruhigen gewesen und obwohl er die Ermittlungen störte, hatte jeder mit dem Mann gefühlt, dessen Tochter nur wenige hundert Meter entfernt von dem Ort verschwunden war, an dem kurz zuvor der geschundene Körper eines toten Mädchens gefunden worden war.

„Wir haben bislang keine Zeugen, die Paula gesehen haben, nachdem sie die Wohnung ihrer Freundin verlassen hat. Theoretisch gibt es keinen Grund, anzunehmen, dass ihr etwas zugestoßen ist oder sie dem gleichen Täter wie Amina Rehan zum Opfer gefallen ist. Vielleicht sitzt sie irgendwo bei einer Freundin oder einem Freund und lacht sich ins Fäustchen. Oder sie hat Angst zu ihrem aufbrausenden Vater nach Hause zu gehen", hatte Falk die Lage pragmatisch zusammengefasst. Sein Gesichtsausdruck hatte aber verraten, dass er in Sorge war. „Wir können heute nichts mehr ausrichten. Paula Elhaus wird intensiv gesucht, morgen werden Polizeihunde eingesetzt, falls sie bis dahin nicht aufgetaucht ist. Lass uns nach Hause fahren."

„Sollte das Schlimmste eintreten, können wir immerhin eine Sache ausschließen", hatte Amaryllis laut überlegt. „Der Täter hat es nicht auf Flüchtlinge abgesehen. Paula Elhaus ist blond und blauäugig, ihre Eltern gehören zu den sogenannten Besserverdienern. Eine offensichtliche Verbindung zu Amina Rehan gibt es nicht."

„Und Dr. Justus hätte einen Volltreffer bei seinem ersten Einsatz gelandet, schließlich hat er vorhergesagt, dass der Täter sehr schnell wieder zuschlagen wird", hatte Falk hinzugefügt.

Amaryllis drückte sich mit Mühe an einer ramponiert aussehenden Kommode vorbei und schloss die Verbindungstür von der Garage zum Haus auf. Das Bild von Elvira Elhaus, die das Foto ihrer Tochter ungläubig in der Hand hielt, ging ihr nicht aus dem Kopf. Sie selber würde ebenfalls über fünfzig sein, wenn ihr Kind seinen dreizehnten Geburtstag feiern würde. Mit großer Wahrscheinlichkeit würde auch sie nur ein Kind bekommen. Sie konnte nicht einmal ahnen, warum Elvira Elhaus so spät Mutter geworden war, vielleicht hatte sie jahrelang auf ihr Wunschkind gewartet, vielleicht hatte sie erst Karriere machen wollen, vielleicht war sie dem Mann, mit dem sie Kinder wollte, erst spät im Leben begegnet. Aber egal, wie die Lebensgeschichte der Frau verlaufen war, wie furchtbar musste es sein, mit jeder Minute, die verging, ein wenig mehr die Hoffnung zu verlieren, dass das eigene Kind wieder auftauchen würde. Konnte es für Eltern überhaupt einen größeren Albtraum geben?

Es würde nur noch ein paar Monate dauern und sie würde die Ängste und Sorgen um das eigene Kind selber erleben. Auch dieser Aspekt machte Amaryllis Angst. Bald würde es in ihrem Leben ein kleines hilfloses Wesen geben, das über viele Jahre komplett von ihr abhängig sein würde.

„Hatte ich dir nicht verboten zu grübeln!"

Nikolas Kretschmann stand an der Kücheninsel und lächelte Amaryllis an, als sie in die Küche trat, und wie immer, wenn sie ihn sah, tat ihr Herz einen Sprung. Die Kommissarin legte ihre Tasche auf den Tresen und seufzte: „Wenn du am Morgen ein totes Mädchen in einem Park gesehen und am Abend die Vermisstenanzeige des nächsten Mädchens studiert hättest, würdest du auch grübeln. Stell dir vor, unserem Kind stößt irgendwann etwas zu!"

Nikolas Kretschmann legte seine Arme um Amaryllis. „Wir werden unser Kind so gut beschützen wie möglich."

„Wir wissen durch unsere Jobs beide, dass das vielleicht nicht gut genug ist", murmelte Amaryllis. Sie blickte auf Otto, den schwarzen Belgischen Schäferhund, der zur Berliner Polizei gehörte und mit seinem Diensthundeführer Nikolas Kretschmann ein Team bildete. „Wie viele vermisste Kinder hat Otto schon gesucht? Da muss einem doch angst und bange werden."

„Wir wissen aber auch, dass es Millionen Menschen gibt, denen nichts Schlimmes zustößt", beruhigte Nikolas sie. „Es ist wirklich ein Drama, dass Schwangere keinen Alkohol trinken dürfen, ein Glas Rotwein würde dir guttun."

„Du bist schon der zweite Mensch, der das heute zu mir sagt", lächelte Amaryllis. „Beides Männer, was soll mir das sagen?"

11.

„Ich sage es nur ungern, aber es könnte sein, dass ich mich geirrt habe."

Benita Hüther nahm eines der Croissants, die sie selber mitgebracht hatte, biss herzhaft hinein und sah ihre Kollegen erwartungsvoll an, wie diese auf ihre Enthüllung reagierten.

Die Gerichtsmedizinerin hatte Amaryllis erneut am frühen Morgen angerufen und angekündigt, dass sie in einer Stunde mit einigen interessanten neuen Erkenntnissen in ihrem Büro sein werde.

Amaryllis sah ihre Kollegin erstaunt an. Die Kommissarin fühlte sich müde und ausgelaugt, da sie erst um ein Uhr ins Bett gegangen und gegen fünf Uhr durch Rückenschmerzen, die sie seit Beginn der Schwangerschaft plagten, geweckt worden war.

„Und wir dachten, du seist unfehlbar, der Tag fängt hervorragend an", scherzte Falk gut gelaunt und hielt seinen Kaffee hoch, als wolle er damit anstoßen.

„Auf Benita und die Tatsache, dass sie doch zu uns Sterblichen gehört."

Benita lachte und wie so oft fiel Amaryllis auf, dass ihre Kollegin und Freundin viel zu frisch, jung und unbekümmert für ihren Job wirkte. Ihre sportliche Figur und ihr lässiger, farbenfroher Kleidungsstil schienen in einem krassen Gegensatz zu ihrer beruflichen Tätigkeit zu stehen.

„Selbstverständlich bin ich unfehlbar!", erklärte Benita entschieden. „Meine erste Vermutung war lediglich nicht ganz akkurat, wobei erst zu beweisen wäre, ob es nicht genau das war, was der Täter wollte! Nur ist er in diesem Fall an seinen Meister geraten und ich bin ihm auf die Schliche gekommen."

„Könntest du aufhören, in Rätseln zu sprechen und uns endlich sagen, was du herausgefunden hast", sagte Amaryllis mit schärferem Unterton als geplant.

„Schlecht geschlafen?", fragte Benita erstaunt.

„Allerdings, tut mir leid", entschuldigte Amaryllis sich, ohne den Grund für ihre Schlaflosigkeit zu nennen, was ihr einen warnenden Blick von Falk einbrachte.

Die Kommissarin wusste, dass sie ihre Schwangerschaft nicht länger vor Benita verheimlichen konnte, ohne sie als Freundin vor den Kopf zu stoßen, doch war an diesem Morgen kaum der richtige Zeitpunkt für ihre Enthüllung.

Benita zog zu Amaryllis Erleichterung einige Papiere und Fotos aus ihrer Tasche und legte sie auf den Tisch. „Ihr erinnert euch sicher, dass ich vermutet hatte, der Täter könne an kompensatorischem Sadismus leiden, da er sein Opfer gequält hat, es aber keine Spuren von sexuellem Missbrauch aufweist. Das war so nicht ganz richtig, wie die Auswertungen der Proben im Labor ergeben haben."

„Amina Rehan wurde doch sexuell missbraucht?", fragte Falk unnötigerweise dazwischen.

„Nein, wurde sie nicht", sagte Benita. „Das ist genau der Punkt, ich befürchte, die Theorie des Täters mit einer

Paraphilie, also einer sexuellen Störung, passt nicht zu den Ergebnissen, die ich gestern am späten Abend zurückerhalten habe.“

Die Gerichtsmedizinerin deutete auf ein Foto, auf dem der Hinterkopf des toten Mädchens zu sehen war. Ihre dunklen Haare wirkten verklebt, fast als hätte jemand Leim darüber geschüttet. Amaryllis hatte genügend Kopfverletzungen gesehen, um zu wissen, dass es sich mit hoher Wahrscheinlichkeit um getrocknetes Blut aus einer großen Wunde handelte.

„Amina ist, wie ich angenommen hatte, am Tag ihres Verschwindens abends zwischen 22 Uhr und Mitternacht gestorben. Todesursache war ein Schlag mit einem harten Gegenstand auf den Hinterkopf. Um es genauer zu sagen, mit einer Eisenstange. So weit decken sich die Laborbefunde mit denen der vorläufigen Obduktion. In einem Punkt war ich allerdings etwas voreilig, wie sich herausgestellt hat. Amina wurde schwer misshandelt, aber erst nach ihrem Tod.“

Die beiden Kommissare sahen die Gerichtsmedizinerin verwundert an.

„Das macht keinen Sinn“, sagte Falk schließlich. „Ein Sadist hat wenig davon, jemanden zu quälen, der die Qualen nicht mehr spüren kann. Das wäre doch der berühmte Widerspruch in sich.“

„Eben. Daher ist die Theorie von dem Sadisten wahrscheinlich falsch“, bestätigte Benita seine Aussage. „Ich bin davon ausgegangen, dass die Schläge, Schnitte und anderen Verletzungen entstanden sind, als Amina eventuell ohnmächtig, aber noch am Leben war. Die Analyse der Wunden hat ergeben, dass sie dem Mädchen erst nach ihrem Tod zugefügt wurden. Unser Opfer war nicht lange tot, aber es war tot.“

„Erzähl uns bitte nicht, dass wir es mit einem Leichenfledderer oder noch schlimmer, es mit jemandem zu tun haben, der sich mit Toten vergnügt“, sagte Falk und verzog das Gesicht.

„Leider gibt es so etwas“, bestätigte Benita. „Aber in unserem Fall macht es keinen Sinn. Denn die Verletzungen, die dem Körper von Amina zugefügt wurden, sind alle innerhalb kürzester Zeit nach ihrem Tod entstanden. Fast so, als habe jemand in großer Wut unkontrolliert auf sie eingeschlagen, sie getreten, gewürgt und ihr mit einem Messer Stich- und Schnittverletzungen zugefügt.“

„Was können wir unter kürzester Zeit verstehen?“, fragte Amaryllis leise, die erneut mit Übelkeit kämpfte und dies unbedingt vor ihren Kollegen verheimlichen wollte.

„Den Laborergebnissen nach sind die Verletzungen innerhalb einer halben bis maximal einer Stunde nach dem Tod des Mädchens entstanden“, beantwortete Benita ihre Frage. „Genauer lässt sich die Zeitspanne leider nicht eingrenzen.“

„Könnte es in dem Fall nicht doch ein Sadist gewesen sein, der sein Opfer versehentlich zu schnell getötet und aus Frust auf den toten Körper eingeschlagen hat?“ Amaryllis spürte, wie ihr der Toast, den sie am Morgen gegessen hatte, hochkam, und schluckte.

„Das könnte eine Möglichkeit sein“, überlegte Benita. „Aber in dem Fall sollten ein paar Schläge gelangt haben, Amina hat aber auch Schnittverletzungen und Würgemale.“

„Das bedeutet, der Täter hat Amina nach der Schule entführt, sie bis zum Abend gefangen gehalten, sie ermordet, im Anschluss auf ihren Körper in sinnloser Wut eingeschlagen, den Leichnam einen Tag lang aufbewahrt und in der folgenden Nacht zum Kollwitzplatz gebracht, um ihn dort medienwirksam auf einem Szene-Spielplatz abzulegen.“ Falk schüttelte den Kopf. „Das ist so abgefahren, dafür kann es gar keine einzelne Störung geben."

„Vielleicht war dein kleiner Scherz von neulich, dass wir es mit einem grausamen Kult zu tun haben, gar nicht so abwegig", sagte Amaryllis nachdenklich.

Die beiden Kommissare sahen die Gerichtsmedizinerin erwartungsvoll an, doch diese winkte ab.

„Da kann ich euch nicht weiterhelfen. Die Ergebnisse der beiden DNA-Proben sind ebenfalls zurück, das hatte ich noch nicht erwähnt, es gibt leider keine Übereinstimmung mit Proben aus unseren Datenbanken. Ihr habt es mit einem frischen, unverbrauchten Täter zu tun oder einem alten Hasen, der bislang zu klug war, sich schnappen zu lassen."

„Keine Übereinstimmung ist schlecht, aber man kann anhand der DNA-Proben sehen, ob sie von einem Mann oder einer Frau stammen, oder?" Falk sah die Gerichtsmedizinerin fragend an.

„Ja, das kann man. Die DNA, die ich gefunden habe, stammt von einem Mann und einer Frau. Die beiden müssen aber nichts mit dem Mord zu tun haben, es gibt viele Möglichkeiten, wie die DNA an den Körper von Amina Rehan gekommen sein könnte."

„Eine Frau und ein Mann", sagte Amaryllis nachdenklich. „Die Nachbarin Juliane Sommer war sich sicher, zwei Männer in der Nacht beobachtet zu haben. Eine Schulkameradin hat Amina mit einer Frau gesehen. Das passt mal wieder alles nicht zusammen, macht aber die Sadistentheorie ein weiteres Stück unwahrscheinlicher, denn der würde wohl eher alleine arbeiten."

„Ihr habt einen neuen Psychologen, fragt den doch", schlug Benita vor. „Der Gute scheint immerhin zu so ziemlich jedem psychologischen Problem eine Antwort parat zu haben."

Amaryllis sah die Gerichtsmedizinerin erstaunt an, die grinsend auf den Computer auf ihrem Tisch deutete. „Herrschaftszeiten Amaryllis, stalkst du deine neuen Kollegen etwa nicht im Internet? Du wirst langsam etwas altmodisch!"

„Nein, tue ich nicht, ich habe Besseres zu tun", wehrte die Kommissarin ab. „Was würde ich denn finden, wenn ich Dr. Justus googeln würde?"

„Er hat zwei sehr populäre Ratgeber geschrieben. So eine Art ‚Psychologie für Anfänger' oder auch ‚Psychologie leicht gemacht' und ist damit vor einigen Jahren monatelang durch die Talkshows im Fernsehen getingelt. Er war kurz davor, ins Dschungel-Camp einzuziehen, hat sich dann aber wohl eines Besseren besonnen und sich wieder auf seine eigentliche Arbeit als Psychologe konzentriert. Vielleicht hatte er auch einfach nur genug Geld gescheffelt."

„Ich hatte dir gesagt, er ist ganz anders als Dr. Sonsalla", ergänzte Falk den Bericht von Benita. „Ich war skeptisch, als ich gehört habe, dass Neustädt ausgerechnet ihn eingestellt hat, aber abgesehen von seinem Abstecher ins Fernsehen hat er einen exzellenten Ruf."

„Wie dem auch sei, ich habe Dr. Justus alle Unterlagen per E-Mail geschickt", kam Benita auf das eigentliche Thema zurück. „Vielleicht hat er eine Idee, was für ein Mensch oder was für Menschen hinter der Tat stecken könnten. Ich halte mich mit weiteren Vermutungen lieber zurück, um mein makelloses Image nicht zu ruinieren."

Die Pathologin sammelte ihre Papiere wieder ein und steckte sie in ihre Tasche.

„Eine Sache sollte ich vielleicht noch erwähnen", sagte sie betont beiläufig. „Amina Rehan war zum Zeitpunkt des Todes mit Betäubungsmitteln vollgestopft. Man könnte auf die Idee kommen, dass ihr Mörder sie nicht nur nicht quälen wollte, sondern im Gegenteil versucht hat, ihr so wenig Schmerzen wie möglich zuzufügen."

12.

„Paula Elhaus ist nach wie vor verschwunden“, sagte Falk besorgt, nachdem Benita Hüther gegangen war und er kurz telefoniert hatte, um einen Zwischenstand der Suche nach der vermissten Dreizehnjährigen zu erfahren.

„Dann sollten wir zum Prenzlauer Berg fahren und sehen, ob wir irgendeine Verbindung zwischen den beiden Mädchen herstellen können“, schlug Amaryllis vor. „Wir könnten nochmals mit dem Mann sprechen, der die Leiche von Amina Rehan gefunden hat. Vielleicht ist ihm etwas eingefallen, das er bei der ersten Befragung nicht erwähnt hat. Eventuell war der Täter noch am Kollwitzplatz, als die Leiche von Amina gefunden wurde. So merkwürdig wie der Fall bislang ist, würde mich das nicht wundern.“

„Das wird ein langer Tag“, erklärte Falk. „Die Schule, die Paula Elhaus besucht hat, müssen wir ebenfalls auf die Liste setzen, genau wie ihre Freundinnen, und es wird sich nicht vermeiden lassen, die Eltern erneut zu befragen.“

„Hoffentlich geht das alles nicht nach hinten los“, seufzte Amaryllis. „Wenn Paula Elhaus einfach nur mit ihrem neuen

Freund, den die Eltern nicht mögen, durchgebrannt ist und in ein paar Tagen wieder auftaucht, kriegen wir einen Riesenärger, weil wir die halbe Stadt aufgescheucht haben."

„Wenn wir es nicht tun und das Mädchen dem gleichen Täter wie Amina zum Opfer gefallen ist, dürfen wir uns einen Job als Privatermittler suchen", stellte Falk fest. „Sieht aus, als könnten wir nicht gewinnen."

„Paula Elhaus war eine eher unterdurchschnittliche Schülerin, was kaum verwundert, wenn man sich die Liste an Freizeitaktivitäten ansieht, die das Mädchen aktiv ausgeübt hat", sagte Amaryllis, die ein Blatt mit ein paar knappen Informationen über die Vermisste vom Tisch nahm. „Tennis, Reiten, Schwimmen, Klarinettenunterricht und eine Kunstschule hat sie auch noch besucht."

„Wann hat sie das alles gemacht?", fragte Falk erstaunt. „Wenn ich gemein sein wollte, könnte ich sagen, das arme Kind hatte gar keine Zeit entführt zu werden."

„Vielleicht ist sie abgehauen, weil sie dem Stress nicht mehr gewachsen war?" Amaryllis betrachtete die Akte nachdenklich. „Wahrscheinlich haben die Eltern ihr noch dazu Feuer unter dem Hintern gemacht, dass sie besser in der Schule werden muss. Ich kann mir gut vorstellen, dass eine Dreizehnjährige sich da verweigert."

„Allein deswegen müssen wir mit den Eltern reden. Obwohl alles auf Helikoptereltern hindeutet, die ihr Kind so überfordern, dass es zusammenbricht, ist es nicht ausgeschlossen, dass Paula einfach eine Menge Hobbys hat und jedes davon voller Glück und Hingabe ausübt. Meine Kinder sind anders, aber so etwas soll es wirklich geben."

„Bekommen wir von ihren Freundinnen oder den Kindern aus ihrer Klasse da nicht ein ehrlicheres Bild", stellte Amaryllis eher fest, als dass sie es fragte.

„Das könnte gut sein“, stimmte Falk seiner Kollegin zu. „Darum befragen wir sie schließlich alle. Wie schon angemerkt, das wird ein langer Tag.“

*

„Paula war ein sehr nettes Mädchen, beliebt, hübsch, begabt. Wenn Sie so wollen eine Art perfektes Kind.“ Ilka Meier, die stellvertretende Schuldirektorin und Deutschlehrerin der 8. Klasse, die Paula Elhaus besuchte, lächelte bei der Erinnerung an ihre Schülerin.

Amaryllis betrachtete die Frau mit leichtem Befremden. Sie hatte in der Vergangenheit von Paula gesprochen, ganz so, als gäbe es keine Chance mehr, dass das junge Mädchen unversehrt nach Hause zurückkehren könne.

Es schien, als habe die Lehrerin, die eine auffallende gelbe Hemdbluse zu einer tiefblauen Jeans trug und ein wenig an die Botschafterin eines schwedischen Möbelhauses erinnerte, den Blick der Kommissarin bemerkt.

„Ich betone das Wort ‚war‘, denn im vergangenen halben Jahr hat Paula sich sehr verändert“, erläuterte Frau Meier. „Eigentlich nichts Ungewöhnliches, gerade Mädchen entwickeln sich oft in eine ganz andere Richtung, wenn sie in die Pubertät kommen. Bei Paula war diese Verwandlung allerdings besonders ausgeprägt, um es freundlich zu sagen. Sie hat von einem Tag auf den anderen in der Schule nicht mehr mitgemacht, Hausaufgaben waren ein Fremdwort für sie und ich könnte schwören, ich habe sie nach der Schule mit einer Zigarette gesehen.“ Die Lehrerin zuckte mit den Schultern. „Leider haben wir keinerlei Handhabe gegen das, was die Schüler auf dem Heimweg anstellen. Im Unterricht haben wir natürlich versucht, auf Paula einzugehen, allerdings ohne

Erfolg. Wir waren uns bei der Zeugniskonferenz vor ein paar Wochen einig, dass es ein Trauerspiel ist, wie schnell das Mädchen sich von einer guten zu einer versetzungsgefährdeten Schülerin verschlechtert hat."

„Was ist mit Paulas Freunden?", wollte Falk wissen. „Ist sie vielleicht an die falschen Leute geraten?"

„Nicht, dass ich wüsste", Ilka Meier schüttelte den Kopf. „In der Schule hat sie mit den gleichen Mädchen wie früher die Pausen verbracht. Sie wirkte aber ruhiger als sonst. Früher hat sie im Mittelpunkt gestanden, war eine der Anführerinnen ihrer Clique, in letzter Zeit eher eine Mitläuferin. Wen Paula in ihrer Freizeit außerhalb der Schule getroffen hat, kann ich Ihnen nicht sagen. Da kann es natürlich sein, dass sie sich einem anderen Freundeskreis angeschlossen hat."

Die beiden Kommissare warfen sich einen Blick zu und Falk schaute auf seine Uhr. „Vielen Dank Frau Meier, Sie haben uns sehr geholfen. Könnten Sie zwei oder drei der Mädchen holen lassen, mit denen Paula befreundet war?"

„Natürlich." Ilka Meier stand auf und ging zur Tür. „Es ist gleich große Pause, ich gehe zum Klassenzimmer der 8a und hole die Mädchen ab, vielleicht schaffen wir es so, nicht ganz so viel Aufsehen zu erregen."

Dem Blick der Frau war allerdings anzusehen, dass sie wenig Hoffnung hatte, die Befragung einiger Schüler durch zwei Kommissare der Berliner Mordkommission unter dem Radar zu halten.

„Wenn Paula sich so verändert hat, sollten wir die Hoffnung nicht aufgeben, dass sie an die falschen Freunde geraten und abgehauen ist", sagte Falk, nachdem die Lehrerin das Zimmer verlassen hatte.

„Könnte sein", antwortete Amaryllis nachdenklich. „In dem Fall würden wir hier unsere Zeit verschwenden. Zeit, in der der Mörder von Amina Rehan Spuren verwischen und sich aus dem Staub machen kann."

„Ich sage doch: Wir können nicht gewinnen!" Falk stand auf und ging zum Fenster. „Netter Pausenhof. Ich kann mir nicht mehr vorstellen, dass ich mal auf so einem Hof gestanden und versucht habe, so cool wie möglich auszusehen."

„Och, ich kann mir das schon vorstellen", lachte Amaryllis. „Hattest du deinen geliebten Parka damals schon? Aussehen tut er so."

Falk machte ein verächtliches Gesicht. „Der Parka ist ein Klassiker für Jung und Alt. Was man von deinem Hosenanzug nicht sagen kann. Ich sehe Klein-Amaryllis gerade vor meinem geistigen Auge mit einem grauen Blazer und einer feinen Anzughose durch die Schulkorridore marschieren. Wurdest du nicht oft gefragt, ob du Schülerin, Oberlehrerin oder schon Direktorin bist?"

13.

„Nein!“ Elvira Elhaus sank schreiend auf den Boden.

Die Mutter der vermissten Paula Elhaus machte keinerlei Anstalten wieder aufzustehen, sondern lag wimmernd wie ein kleines Kind auf der Erde. Ihr Mann beugte sich schützend über sie und versuchte vergeblich, sie zu beruhigen.

„Es ist nur ihre Mütze, nur die Mütze“, murmelte er immer wieder und streichelte den Rücken seiner Frau.

„Kommen Sie, wir gehen nach nebenan“, sagte er schließlich und stand auf.

Peter Elhaus deutete Amaryllis Winter und Falk von Heeren, ihm zu folgen, und schloss die Tür hinter sich, nachdem sie in ein geräumiges Esszimmer getreten waren. Die elegante Altbauwohnung der Elhaus’ im Herzen des Prenzlauer Berges war großzügig geschnitten und es schienen immer neue Türen aufzutauchen, die in weitere Zimmer führten.

„Meine Frau ist vollkommen fertig mit den Nerven“, erklärte er. „Sie ist der festen Überzeugung, dass Paula tot ist und der Fund ihrer Mütze ist für sie ein Zeichen, dass sie recht hat.“ Der Mann, der am Vorabend auf dem Polizeirevier einen so arroganten Eindruck hinterlassen hatte, sah die beiden Kommissare flehend an. „Das ist es doch nicht, oder? Es muss kein Zeichen dafür sein, dass das Schlimmste passiert ist. Paula kann die Mütze schon auf dem Weg zur Schule verloren haben. So etwas kommt ständig vor. Kinder verlieren ihre Sachen.“

„Natürlich“, gab Falk dem Mann mitfühlend recht. „Wir lassen die Mütze zunächst gründlich auf Spuren untersuchen. Vorher ist es zu früh, aus dem Fund irgendwelche Schlüsse zu ziehen.“

Die Nachricht, dass eine Mütze, die Paula Elhaus gehört haben könnte, gefunden worden war, hatte die beiden Kommissare erreicht, als sie gerade die Befragung der Freundinnen des Mädchens beendet hatten. Auch sie hatten von der Verwandlung ihrer Schulkameradin berichtet, wussten aber ebenso wenig wie die Lehrerin, ob Paula außerhalb der Schule neue Freunde gefunden hatte.

„Sie hat nicht mehr wirklich mit uns geredet. Wir dachten, sie hat vielleicht Stress mit ihren Eltern. Die waren sauer, dass sie so schlechte Noten in der Schule bekommen hat“, hatte eines der Mädchen achselzuckend berichtet.

Amaryllis und Falk hatten sich ein Foto der gefundenen Mütze schicken lassen und waren damit zu den Eltern von Paula Elhaus gefahren, um das Fundstück von ihnen identifizieren zu lassen. Die Mütze selber war derweil in die Rechtsmedizin gebracht worden, um sie dort auf Spuren zu untersuchen.

„Sie denken auch, dass sie tot ist“, sagte der Vater von Paula plötzlich. „Natürlich denken Sie das. Ich bin kein Narr. Warum sonst sollten sich zwei Hauptkommissare der Mordkommission mit dem Verschwinden eines Teenagers befassen? Der Typ, der das Flüchtlingsmädchen umgebracht hat, hat sich Paula auch geholt, oder? Das ist es doch, was Sie denken.“

Peter Elhaus, der die gleiche Kleidung wie am Tag zuvor trug und wirkte, als hätte er in der vergangenen Nacht nicht geschlafen, sah Falk und Amaryllis durchdringend an. „Sagen Sie mir die Wahrheit!“

„Wir haben bislang keine Beweise, dass die beiden Fälle in einem Zusammenhang stehen. Natürlich ist es auffällig, wenn in einer Stadt innerhalb weniger Tage zwei ungefähr gleichaltrige Mädchen verschwinden. Das ist der einzige Grund, warum wir uns bereits mit dem Fall Ihrer Tochter befassen“, erklärte Amaryllis, während Peter Elhaus wie schon am Vortag nervös im Zimmer auf und ab ging.

„Haben Sie das Handy meiner Tochter orten können?“, fragte er und deutete auf sein eigenes Smartphone. „Die Dinger sind doch wie dafür gemacht, einen Menschen zu verfolgen und auszuspionieren.“

Mit dieser Aussage hat er nicht gänzlich Unrecht, dachte Amaryllis, behielt ihre Ansicht aber lieber für sich. In der Tat waren mobile Geräte dank ihres Einloggens in WLAN-Router und Hotspots mittlerweile ein unverzichtbarer Bestandteil der Polizeiarbeit bei der Suche nach Kriminellen und Vermissten. Doch auch hier gab es Grenzen. Wenn ein Handy ausgeschaltet oder die Suchfunktion deaktiviert wurde, waren auch diese Geräte kaum mehr aufzuspüren. Das Handy von Paula Elhaus war direkt nach dem angenommenen Zeitpunkt ihres Verschwindens abgestellt worden und hatte so keinen Nutzen mehr für die Ermittlungen. Dies war dem Vater am Vortag auch mitgeteilt worden. Vielleicht klammerte er sich an die Hoffnung, dass seine Tochter der Versuchung, ihre sozialen Netzwerke im Internet zu checken, nicht hatte widerstehen können. Doch das war nicht der Fall und sprach dafür, dass sie keinen Zugriff mehr auf ihr Handy hatte.

„Paula ist nicht unsere leibliche Tochter", sagte er plötzlich. „Wir wollten nie Kinder. Ich arbeite sehr viel, ich habe ein Architektenbüro, meine Frau ist Künstlerin. Sie malt. Kinder waren für uns kein Thema. Wir wollten arbeiten, reisen, ins Theater und in Konzerte gehen. Das war unser Lebensplan und wir waren glücklich damit.

Paula ist die Tochter von Elviras jüngerer Schwester. Sie starb bei einem Autounfall, als Paula wenige Monate alt war. Ein Betrunkener hat sie am helllichten Tag umgefahren, als sie über einen Zebrastreifen gegangen ist. Es ist ein Wunder, dass Paula nichts geschehen ist, sie lag in ihrem Kinderwagen. Natürlich haben wir das Mädchen zu uns genommen. Was hätten wir auch sonst tun sollen, andere Verwandte gibt es nicht, Paula hatte nur uns. Ihr Vater hatte sich schon während der Schwangerschaft aus dem Staub gemacht und wollte sein Kind nach der Geburt nicht mal sehen."

Peter Elhaus drehte sich zum Fenster, Amaryllis vermutete, damit sie die Tränen in seinen Augen nicht sehen konnten. „Es hat uns selber überrascht, aber Paula war vom ersten Tag an wie unser eigenes Kind. Es war, als hätten wir die ganze Zeit auf sie gewartet, ohne es zu wissen. Unser Lebensplan, die Reisen, Kunst und Kultur, alles war plötzlich so nichtig. So unwichtig. Für Elvira ist sie dazu eine lebende Erinnerung an ihre einzige Schwester. Niemand kann sich vorstellen, was meine Frau gerade durchmacht."

„Können Sie uns etwas zu Paulas Verhalten in den vergangenen Monaten sagen", fragte Amaryllis behutsam. „Wir verstehen, dass dies eine furchtbare Situation für Sie ist, aber jede Information kann wichtig sein, und je eher wir alles über Paula wissen, umso eher können wir etwas unternehmen."

Die Kommissarin unterdrückte mit Mühe den Satz: „Und umso schneller können wir Paula wohlbehalten finden“, denn auch wenn es keinen zwingenden Grund gab anzunehmen, dass das Mädchen tot war, hatte sie das ungute Gefühl, dass dieser Vermisstenfall genau darauf hinauslaufen würde.

Peter Elhaus stand weiter mit dem Rücken zu den beiden Polizeibeamten und machte keine Anstalten, sich umzudrehen. „Paula war in letzter Zeit schwierig, und das ist untertrieben. Sie hat sich fürchterlich aufgeführt. Es war nicht mehr möglich, ein Gespräch mit ihr zu führen. Sie hat Elvira mehrmals an den Kopf geworfen, dass sie ihr gar nichts zu sagen habe, schließlich sei sie nicht ihre Mutter. Meine Frau hat das tief erschüttert. Wir waren wohl naiv zu glauben, dass Paula sich nie mit dem Thema, dass sie adoptiert ist, auseinandersetzen würde.“

„War das der Grund für Paulas offenbar sehr auffällige Veränderung im vergangenen halben Jahr? Ihren Lehrern und Freundinnen ist aufgefallen, dass sich Paula anders benommen hat als früher“, wollte Falk wissen.

„Ich denke schon, dazu kam wohl die Pubertät. Ich weiß nicht, wie Paula darauf gekommen ist, aber sie war plötzlich der Überzeugung, dass wir sie nicht gewollt hätten, dass wir gezwungen waren, sie zu nehmen, nachdem ihre Mutter gestorben war. Sie hatte zuvor versucht, ihren Vater zu finden. Wir haben ihr dabei geholfen, seine aktuelle Adresse herauszufinden, doch er hat nicht auf ihre Kontaktversuche reagiert. Im Gegenteil, er hat uns einen Brief geschrieben, wir mögen dafür sorgen, dass sie ihn in Ruhe lässt. Ich befürchte, dass Paula seine Ablehnung auf uns übertragen und sich von allen ungeliebt gefühlt hat.“

Peter Elhaus schwieg eine ganze Weile, bevor er sich zu den Kommissaren umdrehte, Tränen standen ihm in den

Augen. Sein schmales Gesicht wirkte geisterhaft blass, ein Eindruck, der durch seine grauen Bartstoppeln unterstrichen wurde. Es war klar, dass der Mann am Morgen andere Sorgen gehabt hatte, als sich zu rasieren.

„Das Schlimme ist, sie hatte teilweise recht. Wir wollten keine Kinder, wir waren zunächst vollkommen überrumpelt und schockiert, als klar wurde, dass wir Paula zu uns nehmen mussten. Wie erklärt man einem dreizehnjährigen pubertierenden Mädchen, dass einfach alles anders war, als man sie als Baby zum ersten Mal im Arm gehalten hat? Dass man vielleicht keine Kinder wollte, aber dass man sie von der ersten Sekunde mehr geliebt hat, als man sich selber hatte vorstellen können."

Amaryllis scheute sich, den gebrochenen Mann weiter zu befragen, doch sie konnte ihm die Frage nach Paulas leiblichem Vater nicht ersparen. „Wäre es möglich, dass Paula abgehauen ist, um mit ihrem Vater zu sprechen?"

„Nein", Peter Elhaus schüttelte vehement den Kopf. „Der Mann ist ein Monster, wie kann man eine Dreizehnjährige so verletzen? Paula war nach seinem Brief am Boden zerstört, doch sie hat akzeptiert, dass er niemals eine Rolle in ihrem Leben spielen würde."

„Haben Sie mitbekommen, dass Paula in letzter Zeit andere Freunde als früher getroffen hat? Vielleicht jemanden außerhalb der Schule?" Es verwunderte Amaryllis, dass Falk das Thema wechselte, denn sie hielt es für durchaus möglich, dass Paula ihren Eltern vorgespielt hatte, die Enttäuschung über ihren Vater überwunden zu haben, aber in Wirklichkeit die Hoffnung nicht aufgegeben hatte, wenigstens einen leiblichen Elternteil in ihrem Leben zu wissen.

„Nein. Ich kann leider nicht behaupten, dass wir in den vergangenen Wochen und Monaten einen guten Zugang zu unserer Tochter hatten. Wenn sie neue Freunde hatte, dann haben wir nichts davon mitbekommen, weil Paula es nicht wollte.“

Es war Peter Elhaus anzusehen, wie schmerzhaft es gewesen war, laut auszusprechen, dass er den Zugang zu seiner Tochter verloren hatte, doch er beschönigte das in letzter Zeit offenbar zerrüttete Familienleben nicht.

„Paula hat sehr viele Hobbys“, begann Falk vorsichtig. „Könnte es sein, dass sie sich überfordert gefühlt hat?“

„Ich hätte mich überfordert gefühlt, so viel steht fest“, antwortete Paulas Vater zur Überraschung der Kommissare. „Meine Frau ist der Überzeugung, dass Kinder alles ausprobieren sollen. Also hat sie Paula, als sie jünger war, für jede erdenkliche Aktivität angemeldet. Ein paar waren nach einigen wenigen Stunden beendet. Hockey, Handball und Ballett gehörten dazu. Andere Hobbys haben Paula Spaß gemacht und sie wollte nicht aufhören. Also haben wir sie weitermachen lassen, obwohl gerade ich manchmal gedacht habe, es wird zu viel. Aber Paula hat das immer frei entscheiden dürfen.“

Peter Elhaus hatte ganz offensichtlich das Gefühl, sich verteidigen zu müssen. Sein Körper war in Abwehrhaltung und er hatte die Fäuste geballt.

„Bis vor Kurzem konnte sie nicht genug von ihren Hobbys bekommen. Sie war eine fast schon fanatische Reiterin, vor ein paar Wochen hat sie über Nacht das Interesse verloren. Sie wolle keine Reitstunden mehr, hat sie eines Abends verkündet. Wir haben das akzeptiert, allerdings darauf bestanden, dass sie die bereits bezahlten Stunden noch macht. Das Gleiche galt für den Schwimmunterricht und die Klarinette. Wir haben ihr gesagt, dass sie gerne aufhören kann, allerdings erst, wenn die Mitgliedschaften in den Vereinen ausgelaufen oder die bezahlten Stunden vorbei seien. Es gab einen fürchterlichen Streit und sie warf uns vor, die größten Spießer aller Zeiten zu sein, aber wir sind hart geblieben. Wir dachten, dass ein Kind lernen und verstehen sollte, dass man Verpflichtungen einhalten muss." Peter Elhaus drehte sich wieder zum Fenster. „Vielleicht war das falsch."

„Wie bereits besprochen, haben wir festgestellt, dass das Handy von Paula ausgeschaltet ist, wir können es nach wie vor nicht orten. Wissen Sie, warum sie die entsprechende Software deaktiviert hat?" Falk deutete auf sein eigenes Handy, das auf dem Tisch lag. „Ich habe selber drei Mädchen, die Handys sind ihr Lebenselixier, ist das bei Paula vielleicht ähnlich?"

„Paula ist wie die meisten Teenager total auf ihr Handy fixiert", sagte ihr Vater. „Ich weiß nicht, warum sie den Ortungsdienst ausgestellt hat, vielleicht war er nie aktiviert? Sie ist sehr vorsichtig mit dem Handy umgegangen, hat es gehütet wie einen Schatz. Ganz im Gegensatz zu vielen ihrer Freundinnen, deren Displays ständig repariert werden mussten. Wir haben ihr Handy nie kontrolliert, wahrscheinlich war auch das falsch." Er schien einen Moment zu überlegen. „Was ich sagen kann, ist, dass sie in den vergangenen Wochen nicht mehr Zeit mit ihrem Handy verbracht hat als vorher. Sie hat nicht mehr Nachrichten geschrieben, soweit ich das mitbekommen habe. Falls sie denken, dass sie jemanden im Internet kennengelernt hat, mit dem sie abgehauen ist, kann das natürlich trotzdem sein, die typischen Anzeichen gab es meiner Meinung nach aber nicht."

Es herrschte einen Moment Stille, in die Peter Elhaus unvermittelt sagte: „Ich hätte Paula viel mehr kontrollieren sollen. Es ist alles meine Schuld."

Amaryllis konnte an dem Ansatz der Eltern, ihrem Kind grundsätzlich erst einmal zu vertrauen, nicht viel Falsches erkennen, aber es war nicht ihre Aufgabe, darüber zu urteilen. „Vielen Dank, Herr Elhaus. Wir wissen Ihre Offenheit zu schätzen. Rufen Sie uns bitte sofort an, wenn Ihnen oder Ihrer Frau noch etwas einfällt“, sagte sie stattdessen höflich und stand auf.

Peter Elhaus gab den beiden Kommissaren die Hand. „Ich sollte mich um meine Frau kümmern“, sagte er und wirkte dabei so abwesend, dass seine nächsten Worte Amaryllis überraschten. „Paula wird nicht zurückkommen. Ich weiß es.“

„Wir sollten den leiblichen Vater von Paula sofort überprüfen lassen und sehen, ob das Mädchen bei ihm ist“, sagte Falk, kaum war die Wohnungstür der Elhaus' hinter ihnen ins Schloss gefallen. „Wenn wir Glück haben, ist das Mädchen bei ihm.“

Amaryllis nickte und schaute auf einen Zettel, den sie aus ihrer Handtasche geholt hatte. „Wir wollten außerdem mit dem Mann sprechen, der die Leiche von Amina gefunden hat und wenn es nicht zu spät ist, könnten wir sehen, ob sich die Mutter von Amina mittlerweile so weit beruhigt hat, dass wir sie intensiver befragen können, ob ihr in den letzten Tagen und Wochen etwas Ungewöhnliches an ihrer Tochter aufgefallen ist.“

„Okay“, stimmte Falk seiner Partnerin zu. „Es ist jetzt kurz vor 18 Uhr, mutest du dir nicht ein bisschen viel zu? Wir sind seit über zehn Stunden nonstop unterwegs. Ich für meinen Teil bin geschafft und würde mich gerne zu Hause auf die Couch legen und ein Bier trinken.“

Amaryllis warf ihm einen bösen Blick zu. „Fang mir nicht so an! Ich bin schwanger, nicht krank!“

Insgeheim musste sie allerdings zugeben, dass sie eine Erschöpfung nach dem langen Tag verspürte, wie sie sie bislang nicht kannte.

„Was ist eigentlich aus den Suchhunden geworden, die heute eingesetzt werden sollten?“, fragte sie, um ihren Zustand zu überspielen.

„Suchhunde bringen erst etwas, wenn wir ihnen sagen können, wo sie suchen sollen“, erklärte Falk. „Die Betonung liegt auf ‚wir‘ und wir haben leider keinen blassen Schimmer, wo Paula sich aufhalten könnte.“

14.

Am nächsten Morgen saß Amaryllis Winter in ihrem Büro und betrachtete nachdenklich den Stapel Tageszeitungen, der vor ihr auf dem Schreibtisch lag. Sie alle kannten nur ein Thema: Die beiden verschwundenen Mädchen, von denen eins tot aufgefunden worden war. Obwohl es nach wie vor keine offizielle Bestätigung für einen Zusammenhang zwischen den beiden Fällen gab, schien keiner der Journalisten daran zu zweifeln, dass die beiden Teenager derselben „Bestie" zum Opfer gefallen waren.

„Wie sicher sind unsere Kinder in dieser Stadt?", titelte eines der Boulevardblätter, das in einem großen Spezialbericht die besorgten Stimmen einiger Eltern zusammengetragen hatte, die unisono berichteten, ihre Kinder ab sofort persönlich zur Schule, zu Freunden oder Aktivitäten zu bringen. „Polizei machtlos gegen Berliner Mädchenfänger" behauptete eine andere Zeitung. Eine Schlagzeile, die Amaryllis in Anbetracht der Kürze der Zeit, die seit Beginn der Ermittlungen vergangen war, als besonders übertrieben empfand.

„Was für ein Albtraum!" Hubert Neustädt, der Leiter der Mordkommission, betrat mit diesen Worten das Büro der

Kommissarin, ohne anzuklopfen. Falk, der ihrem gemeinsamen Chef folgte, schüttelte den Kopf und verdrehte die Augen. Ihr Partner trug noch seinen Parka, Neustädt hatte ihn offenbar auf dem Weg in sein Büro abgefangen, um eine spontane Dienstbesprechung mit den beiden Hauptermittlern der neu gegründeten SOKO „Kollwitzplatz" abzuhalten.

Es war kurz nach halb acht und Amaryllis war früher als gewöhnlich ins Büro gefahren, um in Ruhe ihre Notizen der Befragungen vom Vortag durchzugehen. Die Tatsache, dass Hubert Neustädt bereits im Büro war, ließ sie ahnen, dass ihr Vorgesetzter einen anderen Plan hatte.

„Ich brauche etwas, das ich der Presse präsentieren kann!", verlangte Hubert Neustädt in der für ihn typischen lauten Art und ließ sich auf einen Stuhl fallen. „Etwas, um die Leute zu beruhigen! Noch wissen wir nicht mal, ob das zweite Mädchen überhaupt entführt wurde. Wahrscheinlich ist sie weggelaufen, weil sie mit der Tatsache, dass sie adoptiert wurde, nicht klargekommen ist. Vielleicht versucht sie, ihren leiblichen Vater zu überzeugen, dass es doch nicht so furchtbar ist, Kinder zu haben. Darüber schreibt natürlich keines dieser Schundblätter. Ich kann Ihnen gar nicht sagen, wie sehr ich diese schmierigen Schreiberlinge verabscheue! Denen ist die Wahrheit doch egal."

Hubert Neustädt trommelte mit den Fingern auf der Tischplatte und sah Amaryllis erwartungsvoll an. Sein beiges Hemd spannte dabei über seinem immer beeindruckender werdenden Bierbauch, was seinen Anblick ungewollt komisch erscheinen ließ.

„Wir haben nichts", sagte sie und deutete auf einen Stapel Papiere. „Ich bin früher gekommen, um die Aussagen der Familien, Freunde und Lehrer der Mädchen durchzugehen, aber bislang kann ich keine Gemeinsamkeiten entdecken."

„Gut", erklärte ihr Chef zufrieden und holte tief Luft, was sein Hemd fast zu sprengen schien. „Das ist wenigstens etwas. Wir dürfen die Hoffnung nicht aufgeben, dass wir es hier nur mit einem Zufall zu tun haben."

„Es gibt aber keinen ernst zu nehmenden Hinweis, dass Paula Elhaus weggelaufen sein könnte, vor allem nicht, um ihren leiblichen Vater zu suchen. Wir haben ihn gestern überprüfen lassen, bei ihm hat sich das Mädchen nicht gemeldet. Niemand hat bemerkt, dass sie neue Freunde kennengelernt hat. Wo sollte sie also hingegangen sein?", entgegnete ihm Falk.

Hubert Neustädts Miene verfinsterte sich. „Nur weil die Eltern nicht bemerkt haben, dass das Mädel in schlechte Gesellschaft geraten ist, heißt das nicht, dass sie nicht mit einem Jungen durchgebrannt sein könnte."

„Ihre Lehrer und Freundinnen haben ebenfalls ausgesagt, dass Paula in letzter Zeit keine Bekanntschaften geschlossen hat."

„Und was machen wir jetzt?", fragte der Leiter der Berliner Mordkommission genervt. „Ich muss heute vor die Presse treten und eine Erklärung abgeben."

„Die Mütze von Paula Elhaus, die gefunden worden ist, wurde in der Gerichtsmedizin untersucht", sagte Amaryllis. „Dr. Hüther hat DNA-Spuren daran sichern können, allerdings ist noch nicht klar, ob sie verwertbar sind. Die Ergebnisse sollten heute Vormittag vorliegen. Wenn die Spuren an der Mütze mit den DNA-Spuren, die bei Amina Rehan gefunden wurden, übereinstimmen, hätten wir Gewissheit, dass beide vom gleichen Täter gekidnappt wurden."

Hubert Neustädt sah seine Hauptkommissarin einen Augenblick lang stumm an, kniff die Augen zusammen und herrschte sie schließlich an: „Sind Sie verrückt geworden? Oder haben Sie Sehnsucht nach New York? In dem Fall können Sie sich gleich ein Ticket buchen! Wissen Sie, was in Berlin los sein wird, wenn sich bestätigt, dass zwei Mädchen innerhalb weniger Tage von ein und demselben Killer entführt wurden? Einem Killer, von dem wir nicht mal eine Ahnung haben, wer er ist?“

„Frau Winter hat nur eine der möglichen Ergebnisse der DNA-Untersuchung genannt. Kein Grund, gleich in die Luft zu gehen“, versuchte Falk zu vermitteln und warf seiner Kollegin einen beschwichtigenden Blick zu.

„Warum denkt jeder in dieser gottverdammten Stadt, dass das Mädchen entführt wurde?“, brüllte Hubert Neustädt ungerührt weiter. „Herrschaftszeiten! Ich erwarte, dass Sie mir sofort Bescheid geben, wenn die Ergebnisse aus dem Labor vorliegen.“

Mit diesen Worten stand er auf und knallte die Tür hinter sich zu.

„Man fragt sich, wie der Chef geworden ist“, sagte Amaryllis verärgert. „Was fällt dem eigentlich ein?“

„Dem geht der Popo auf Grundeis. Sein berufliches Überleben hängt seit dem letzten Fall am seidenen Faden. Leider ist er nicht clever genug zu sehen, dass es, so lange es um ihn persönlich geht, egal ist, ob Paula Elhaus entführt wurde oder ob sie weggelaufen ist. Wichtig ist, wie die Polizei mit der Sache umgeht und wie effektiv die Ermittlungen laufen. Statt sich darum zu kümmern, will Neustädt lieber vor die Presse treten und erklären, dass es gar keinen Fall gibt. Was spätestens in dem Moment wie ein Bumerang zurückkommt, wenn Paula gefunden wird. Denn seien wir mal ehrlich, wir beide glauben doch genau wie die Zeitungsfritzen, dass das Mädchen vom gleichen Täter wie Amina entführt wurde.“ Falk zuckte mit den Achseln. „Sei es drum. Konzentrieren wir uns lieber auf unsere Arbeit. Mit etwas Glück trifft der Bumerang Neustädt in seinen dicken Bauch, das wäre wenigstens eine kleine Freude."

„Und was machen wir jetzt?", fragte Amaryllis nach. „Solange wir die Ergebnisse der Mütze nicht haben, müssen wir streng genommen weiterhin von zwei unterschiedlichen Fällen ausgehen."

„Hast du wirklich Zweifel, dass die Fälle zusammenhängen?", wollte Falk irritiert wissen.

„Nein, aber das ist ein persönliches Gefühl, das auf Erfahrung beruht, Beweise haben wir nicht." Amaryllis deutete auf ein Papier auf dem Schreibtisch. „Weißt du, was mich nicht loslässt? Juliane Sommer hat zwei Männer in der Nacht gesehen, als Amina Rehans Leiche am Kollwitzplatz abgelegt worden ist. Zuletzt gesehen wurde das Mädchen aber mit einer Frau. Kann es wirklich sein, dass drei Personen an der Entführung und dem Mord des Mädchens beteiligt gewesen sind? Egal wie lange ich in meiner Erinnerung krame, ich kann mich an keinen ähnlichen Fall erinnern."

„Was nichts heißt. Es gibt ihn sicher trotzdem. Selbst du mit deinem übernatürlichen Arbeitseifer bist nicht mit jedem Fall der deutschen Kriminalgeschichte vertraut. Aber", Falk machte eine bedeutungsvolle Pause, „aber, und da stimme ich dir zu, drei Täter wären ungewöhnlich. Eine Frau, die die Opfer besorgt und zwei Männer, die sie entsorgen, in der Tat unüblich, aber nicht unmöglich. Ich hätte trotz meiner blühenden Fantasie keine Idee, was für ein Motiv die drei haben könnten, außer sie wären wirklich Mitglieder eines durchgeknallten Todeskults."

Der Hauptkommissar überlegte einen Moment. „Die einzige Möglichkeit, die mir für ein Dreierteam einfällt, wäre eine Entführung. Aber dann hätten die Täter sich wohl eher eine reiche Erbin als ein Flüchtlingskind ausgesucht und ihr Opfer nicht umgebracht, bevor sie eine Lösegeldforderung gestellt haben. Die Theorie können wir wohl zu den Akten legen."

„Es gäbe noch eine weitere Erklärung", sagte Amaryllis bedächtig. „Einer der Zeugen könnte die Unwahrheit sagen. Passiert ja nicht so selten."

„Wie kommst du darauf?" Falk war sichtbar überrascht.

„Ich denke nicht, dass sie gelogen haben", erklärte seine Kollegin. „Aber wäre es nicht möglich, dass Juliane Sommer in der Nacht, als sie am Fenster stand und ihr Baby gehalten hat, einen Mann und eine Frau gesehen hat? Oder die Frau, die Sofia Richtling im Vorbeigehen mit ihrer ungeliebten Schulkameradin Amina beobachtet hat, war in Wirklichkeit ein Mann. Sie hat gesagt, die Frau sei groß und dünn gewesen, es könnte also durchaus ein Mann gewesen sein. Zwei Täter, vielleicht sogar zwei Männer, wären deutlich plausibler als ein gemischtes Dreierteam."

„Das ist wahr", stimmte Falk ihr zu und fuhr sich durch seine braunen Locken. „Wir sollten außerdem den Hintergrund von Peter Elhaus etwas genauer durchleuchten. Findest du es nicht komisch, wie er über seine Tochter gesprochen hat? Der Mann geht fest davon aus, dass sie tot ist. Eine merkwürdige Haltung für einen Vater, dessen Kind verschwunden ist. Die meisten Eltern klammen sich bis zuletzt an die kleinste Hoffnung, ihren Nachwuchs lebend in die Arme schließen zu können."

Amaryllis dachte kurz nach, bevor sie antwortete: „Stimmt, auch der Satz ‚Es ist alles meine Schuld' war komisch, es klang fast, als wisse er mehr, als er uns gesagt hat. Ich werde seine Überprüfung sofort beantragen, dann fahren wir zum

Kollwitzplatz und befragen Juliane Sommer und Sofia Richtling nochmals."

„Ich bin auch dafür, beide Zeugen nochmals zu befragen, allerdings sollten wir sehr vorsichtig sein, sie nicht in die falsche Richtung zu lenken. Denn nur weil es plausibler klingt und für uns einfacher wäre, dürfen wir uns ihre Aussagen nicht zurechtschustern und aus zwei Männern und einer Frau eine Frau und einen Mann machen", warnte Falk.

„Das versteht sich von selber!", erklärte Amaryllis mit scharfem Unterton. „Du solltest mich besser kennen und wissen, dass ich so etwas nicht tun würde."

„Na ja", Falk konnte sich ein Grinsen nicht verkneifen. „Ich hätte auch nie vermutet, dass du von einem Mann, den du ein paar Minuten kennst, gleich schwanger wirst."

„Im Gegensatz zu dir bin ich halt nicht in spießigen Gewohnheiten gefangen", erwiderte Amaryllis und warf einen Stift nach ihrem Kollegen. „Und wenn du eine Schwangere noch mal reizt, ist es nächstes Mal der Briefbeschwerer!"

15.

Der Kollwitzplatz lag im strahlenden Sonnenschein, als die beiden Kommissare aus ihrem Auto stiegen. Amaryllis fröstelte, da die Februarsonne noch nicht stark genug war, um etwas gegen die eisigen Temperaturen auszurichten. Einige kleinere Kinder spielten trotz der Kälte auf dem Spielplatz, ihre Mütter saßen am Rand und beobachteten sie. An der Parkbank, an der die Leiche von Amina Rehan gefunden worden war, hatten Unbekannte einige rote Grablichter angezündet, sowie Blumen und Plüschtiere abgelegt.

„Dafür, dass niemand das Mädchen mochte und sie mit niemandem gesprochen hat, ziemlich viel Anteilnahme", bemerkte Amaryllis.

„Es geht wohl weniger um Amina, sondern eher darum, dass hier überhaupt ein Mädchen sterben musste", erklärte Falk bedächtig und deutete auf zwei Frauen, die auf der anderen Seite des Zaunes standen und die beiden Kommissare interessiert beobachteten.

„Neustädt wird begeistert sein. Genau das hat uns gefehlt, die beiden werden morgen in allen Tageszeitungen auf der

Titelseite stehen, wenn heute kein Wunder geschieht und Amina Rehan von den Toten aufersteht oder Paula Elhaus unversehrt nach Hause zurückkehrt.“

Die beiden Frauen, die Amaryllis auf über sechzig Jahre schätzte, trugen jede ein großes Plakat, die eine hatte es vor ihren Bauch geschnallt, die andere hatte das Pappschild an einem Stock festgemacht, den sie in der Hand hielt.

„Schützt unsere Kinder, härtere Strafen für die Täter“, las Falk die Texte auf den Plakaten vor und schüttelte den Kopf. „Die beiden sind ein bisschen früh dran, oder? Es gibt keine Spur des Täters und die wollen ihn schon härter bestrafen?“

Amaryllis ging auf die beiden Frauen zu. „Entschuldigung. Winter, Mordkommission. Dürfen wir fragen, was Sie hier machen?“

„Das sieht man doch!“, antwortete eine der Frauen schnippisch. „Wir sind vom ‚Verein für mehr Schutz unserer Kinder vor Gewalttaten und härtere Strafen für die Täter‘, und genau dafür protestieren wir hier. Zwei Mädchen sind entführt worden, eins ist bereits tot, das andere verschwunden und am Ende wird der Täter wieder mal mit einer milden Strafe davonkommen.“

„Wenn der Täter ermittelt worden ist und vor Gericht steht, kann ich Ihren Einsatz nachvollziehen, aber hier und heute? Es gibt bislang keinen stichhaltigen Beweis, dass die Fälle überhaupt zusammenhängen, so gerne die Presse das auch hätte.“ Falk deutete mit seiner Hand auf die spielenden Kinder auf dem Kollwitzplatz. „Sie verunsichern die Menschen, erreichen aber nichts.“

„Das sehen wir anders“, sagte die Frau, die ihr Schild an ihrem Körper festgemacht hatte. „Wenn der Prozess läuft, geht es um den Täter, dass er mal wieder nicht oder nur vermindert schuldfähig ist. Die Eltern werden weinend gezeigt und in den zwei Minuten der Fernsehberichterstattung gibt es keinen Platz für uns. Je früher wir dran sind, desto eher haben wir eine Chance, wenigstens in der Zeitung zu stehen und die Aufmerksamkeit zu bekommen, die unser Anliegen verdient." Sie warf den beiden Polizisten einen provozierenden Blick zu. „Oder finden Sie etwa nicht, dass Straftäter in Deutschland viel zu milde bestraft werden, insbesondere solche, die Kinder geschändet oder getötet haben?"

„Das hängt vom Fall ab", antwortete Amaryllis diplomatisch. „Es gibt Regeln und Gesetze, an die Richter gebunden sind. Wir als Polizei tun unser Bestes, Straftäter zu überführen, für den Rest gibt es Gerichte."

Mehrere Passanten waren stehengeblieben und betrachteten die beiden Frauen interessiert. Falk machte seiner Kollegin ein Zeichen, dass sie gehen sollten.

„Au Mann", sagte er, als sie sich ein Stück von der kleinen Gruppe entfernt hatten. „Ich will nicht sagen, dass die beiden Damen Unrecht haben, aber das ist genau die Aufmerksamkeit, die wir nicht brauchen."

„Einfacher werden die Ermittlungen nicht, wenn halb Berlin aufgeschreckt ist. Die Zeitungen waren heute Morgen bereits voll mit Aussagen verängstigter Eltern, die ihre Kinder ab sofort nicht mehr aus den Augen lassen wollen. Die Überschrift mit dem Wort ‚Mädchenfänger' wird in den Köpfen hängen bleiben. Eine Diskussion über zu milde Strafen für Kindermörder heizt die Stimmung weiter auf", gab Amaryllis ihm recht.

„Andererseits lesen so eventuell Zeugen in der Zeitung über die Fälle und geben uns Hinweise, die wir sonst nie bekommen hätten", versuchte Falk, etwas Gutes an dem Versuch der beiden Frauen zu finden, ihr Anliegen in die Zeitungen zu bringen.

„Dein Wort in Gottes Ohren. Komm, wir sehen mal, ob wir mehr aus Juliane Sommer herausbekommen."

Wenige Minuten später saßen die beiden Hauptkommissare erneut an dem Küchentisch in der sorgsam auf „alt" gestylten Wohnung der Zeugin Juliane Sommer. Die junge Mutter, die auch heute perfekt gekleidet war, hatte ihnen einen Kaffee gemacht. Sie wirkte übermüdet und fahrig und hatte mehrfach einen Kaffeelöffel fallen lassen, bevor es ihr gelang, ihn auf die Untertasse zu legen.

„Ich habe Ihnen alles gesagt, was ich gesehen habe", erklärte sie.

„Natürlich", sagte Amaryllis und bemühte sich, beruhigend zu klingen. „Wir vergleichen Ihre Aussage lediglich mit den Aussagen anderer Zeugen. Je mehr Übereinstimmungen wir finden, desto eher können wir den Täterkreis eingrenzen."

Juliane Sommer zuckte zusammen. „Ich dachte, ich hätte Maxime gehört", entschuldigte sie sich. „Sie schläft schon eine ganze Weile, sie sollte längst wach sein."

„Können Sie uns nochmals genau beschreiben, was Sie in der Nacht von Dienstag auf Mittwoch beobachtet haben", bat Falk höflich, aber bestimmt.

„Es war gegen zwei Uhr und ich hatte Maxime gerade gefüttert", begann Juliane Sommer. „Die Kleine schläft nach dem Füttern nur schwer wieder ein, also stelle ich mich immer an das Fenster mit ihr und sehe hinaus. Da das Licht im Zimmer aus ist, kann ich gut beobachten, was auf der Straße los ist. Zwei Männer, ein größerer und ein kleinerer standen an dem Zaun. Sie deuteten immer wieder auf den Spielplatz, es wirkte, als hätten sie Streit."

„Und die Kleidung der Männer?", fragte Amaryllis nach, die das ungute Gefühl beschlich, dass die Zeugin sie bewusst anlog. Bei ihrer ersten Befragung hatte sie eine andere Uhrzeit genannt, zu der sie ihre Tochter gefüttert hatte und die beiden Männer beobachtet haben wollte.

„Beide trugen Mützen, Jeans und dunkle Jacken, das ist alles, was ich weiß." Juliane Sommer zuckte mit den Achseln. „Mehr kann ich Ihnen beim besten Willen nicht sagen." Die junge Mutter stand auf. „Ich sehe besser mal nach Maxime, sie müsste längst wach sein", wiederholte sie nervös und verließ die Küche.

„Die beste Art, das Kind aufzuwecken und sich selber ein paar Minuten Erholung zu nehmen", erklärte Falk. „Ist dir auch aufgefallen, dass die Uhrzeit, die Frau Sommer heute genannt hat, nicht mit der aus der ersten Befragung übereinstimmt?"

„Ja, instinktiv würde ich sagen, sie lügt uns an. Aber warum?" Amaryllis blätterte durch ihre Aufzeichnungen.

„Das werden wir gleich herausfinden", sagte Falk, stand auf und stellte sich an das Fenster.

Wenige Augenblicke später erschien Juliane Sommer, sie trug ihre Tochter, die noch einen Schlafanzug anhatte, auf dem Arm.

„Wenn sie zu lange schläft, kriege ich sie abends gar nicht mehr ins Bett", sagte sie, als müsse sie sich bei ihren Besuchern entschuldigend.

„Frau Sommer, dürften wir mal in das Zimmer Ihrer Tochter gehen und aus dem Fenster sehen, von dem aus Sie die beiden Männer beobachtet haben?", fragte Falk höflich.

„Wieso?", fragte die junge Frau, ging aber, ohne eine Antwort abzuwarten, ins Nebenzimmer.

Falk und Amaryllis folgten ihr.

„Wo genau standen die Männer", wollte Falk wissen.

„Dort drüben." Juliane Sommer deutete aus dem Fenster. „Da haben die beiden gestanden."

„Wie lange haben Sie die Männer beobachtet?", schaltete sich Amaryllis in die Befragung ein.

„Nur ein paar Minuten, Maxime war endlich eingeschlafen."

„Wie spät war es da?", fragte Falk.

„Es war ungefähr drei oder vier Uhr." Juliane Sommer klang unsicher, sie fuhr sich mit der Hand durch die Haare und Amaryllis fiel auf, dass ihr Make-up die dunklen Ringe unter ihren Augen nicht vertuschen konnte. „Ich weiß es nicht mehr genau, Sie werden sicher verstehen, dass ich nicht ständig auf die Uhr sehe, wenn ich mein Kind nachts füttere."

„Natürlich", sagte Falk. „Für uns ist es aber wichtig, dass wir die Aussagen von Zeugen so genau wie möglich aufnehmen. Immerhin geht es hier um ein Kapitalverbrechen." Er machte eine kurze Pause. „Wir suchen den Mörder eines jungen Mädchens. Einen Mörder, der vielleicht bereits ein zweites Opfer in seiner Gewalt hat. Wir können uns keinen Fehler leisten, jede Kleinigkeit kann von Bedeutung sein."

Der Kommissar sah die Frau durchdringend an. Juliane Sommer setzte sich in einen Sessel, der neben dem Babybett stand. Sie wirkte plötzlich noch erschöpfter und hatte Tränen in den Augen. Ihre Tochter, die sie immer noch im Arm hielt, begann zu quengeln.

„Sie wissen nicht, wie das ist", sagte sie, während sie ihre Tochter hektisch in ihren Armen hin und her wiegte. „Ich hatte einen tollen Job, Personalverantwortung, die Leute haben zugehört, wenn ich gesprochen habe." Sie zögerte einen Moment und holte tief Luft. „Niemand hört mir mehr zu. Nicht mal mein Mann. Dem hängen die ganzen Baby-Geschichten genauso zum Hals raus wie mir selber."

Sie küsste ihre Tochter auf die Stirn. „Ich habe mir nicht vorstellen können, dass ich so ein kleines Geschöpf so lieben kann. Ich habe mir aber auch nicht vorstellen können, wie müde ein Mensch sein kann und wie wenig in einem Leben passiert, wenn es sich um ein Baby dreht, das schläft, isst oder schreit."

Die junge Mutter stand auf und ging zum Fenster. „Ich habe gelogen. Ich habe niemanden gesehen. Weder einen noch zwei Männer. Ich wollte einfach, dass mir jemand zuhört." Sie streichelte gedankenverloren den Kopf ihrer Tochter. „Ich bin so müde, dass es körperlich wehtut. Es tut mir leid, dass ich Ihnen Ihre Arbeit erschwert habe. Ich habe mich wichtig gemacht, wie ein dummer Teenager."

16.

„Du hast mit deiner Vermutung ins Schwarze getroffen, dass etwas mit den Zeugenaussagen nicht stimmt, auch wenn selbst du mit deinen Schwangeren-Superkräften wohl nicht geahnt hast, dass Juliane Sommer uns glatt ins Gesicht gelogen hat", sagte Falk anerkennend, als sie wieder auf der Straße standen. „Wir können die möglichen Täter für den Moment auf einen Mann und eine Frau reduzieren. Viel helfen tut das allerdings nicht."

„Nein", sagte Amaryllis abwesend, da sie eine kleine Menschengruppe beobachtete, die am Rande des Kollwitzplatzes stand. „Die Presse ist da und befragt die beiden Damen von vorhin."

„Großes Kino", seufzte Falk. „Die beiden Omas haben erreicht, was sie wollten. Sie stehen morgen mit ihrem Verein für Opferschutz ganz groß in der Zeitung, sofern wir den Täter heute nicht finden. Ich kann Neustädt schon wüten hören."

„Lass uns hingehen und hören, wie die Stimmung ist."

„Die Gesetze sind zu lasch, die Polizei hat keine Ahnung und alles ist sowieso und überhaupt ganz furchtbar. Ich muss da nicht näher rangehen, um zu hören, wie die Stimmung ist", maulte Falk, folgte seiner Kollegin aber, die bereits in Richtung der kleinen Gruppe unterwegs war.

„Die Täter werden viel zu milde bestraft", sagte die Frau mit dem Schild um den Bauch, als die beiden Kommissare in Hörweite kamen. „Sehen Sie sich doch mal die Zeitungsberichte zu Fällen an, bei denen Kinder oder Jugendliche umgebracht wurden! Am Ende sind die Täter jedes Mal nur bedingt schuldfähig, hatten eine schwere Jugend oder sind abhängig, dann kommen sie in ein hübsches Heim, wo sie den Rest ihres Lebens gemütlich verbringen, während unsere Kinder tot sind!"

Ein paar der Umstehenden nickten zustimmend, zwei Zuhörer klatschten sogar Beifall.

„Oder denken Sie an die Fälle, wo Kinder verschwinden und die Leichen nie gefunden werden – genau wie ihre Mörder! Und dann, 20 Jahre später stellt sich dank eines Gentestes heraus, dass der Mörder zwar mehrfach vernommen, aber nie festgenommen wurde, weil die Beweise nicht ausreichten! Und in der Zwischenzeit hat er sich an weiteren Kindern vergangen! Nein, die Zeit ist reif, wir brauchen endlich striktere Gesetze und eine durchsetzungsfähigere Polizei!"

Die Frau mit dem Schild in der Hand hatte sich in Rage geredet und sah sich beifallheischend um. Wieder nickten ihre Zuhörer.

„Ich lasse meine Tochter nicht mehr allein auf die Straße", sagte eine Frau, die einen knallgrünen Filzmantel und dazu nicht weniger knallige rote Stiefel trug. „Alle schimpfen über die Helikoptereltern, die ihre Kinder überall hinfahren und sie nicht aus den Augen lassen. Aber was sollen wir denn anderes machen, wenn Mörder frei in unserer Stadt herumlaufen und junge Mädchen am helllichten Tag entführen!"

„Genau!“, stimmte ihr eine andere, deutlich weniger auffällig gekleidete Mutter zu, deren Zwillinge in einem überdimensionalen Retro-Kinderwagen saßen und an Zwieback kauten. „Wenn wir nicht auf unsere Kinder aufpassen, macht es keiner.“

Zustimmendes Gemurmel war zu hören und Amaryllis bemerkte, dass die Gruppe immer größer wurde. Ein paar Reporter machten sich Notizen oder hielten ihre Aufnahmegeräte in die Menge.

„Lass uns gehen, ich habe genug gehört.“ Sie zog Falk am Arm. „Die tun ja so, als würden in Berlin jeden Tag ein paar Dutzend Kinder verschwinden und umgebracht.“

„Das Problem ist, dass die Fälle hängen bleiben, bei denen die Kinder oder die Täter nicht gefunden wurden, die Erfolgsgeschichten sind schnell vergessen“, sagte Falk schulterzuckend. „Daran solltest du gewöhnt sein.“

„Das bin ich.“ Amaryllis zog ihr Handy aus der Tasche. „Ich rufe mal die Kollegen an, ob sie schon etwas über Peter Elhaus herausgefunden haben.“

Nachdem Amaryllis das Telefonat beendet hatte, sah sie ihren Kollegen zweifelnd an. „Peter Elhaus ist nicht ganz der erfolgreiche, smarte Geschäftsmann, der er vorgibt zu sein. Ich frage mich nur, was das für unsere Fälle bedeutet.“

Die beiden Kommissare standen ein ganzes Stück entfernt von den beiden Frauen vom Verein für mehr Kinderschutz vor Gewalttaten und mehr Strafgerechtigkeit, um die sich mittlerweile eine riesige Menschentraube versammelt hatte. Amaryllis betrachtete die beiden Frauen, die begonnen hatten zu rufen: „Mehr Schutz für unsere Kinder! Härtere Strafen für die Täter!“.

Einige der Umstehenden stimmten mit ein und die Stimmung begann zu eskalieren.

„Komm, wir fahren zur Wohnung der Elhaus', der Vater sollte zu Hause sein und wir können ihn nochmals befragen. Wenn wir länger hierbleiben, werden wir von der Meute, die sich da drüben zusammenrottet, noch gelyncht, weil wir hier rumstehen, statt ihre Kinder zu schützen." Die Kommissarin schüttelte missbilligend mit dem Kopf. „Ich erzähle dir auf dem Weg, was die Kollegen über den Vater von Paula Elhaus herausgefunden haben."

*

„Warte kurz", bat Falk von Heeren seine Partnerin, nachdem er seinen Wagen vor dem imposanten Altbau geparkt hatte, in dem die Familie Elhaus lebte. „Der Vater von Paula hat also zwei Vorstrafen wegen Körperverletzung und ganz offenbar ein aufbrausendes Temperament, da seine Ehefrau im Verlaufe der Jahre dreimal die Polizei gerufen hat, weil er zu Hause ausgerastet ist. Allerdings sind diese häuslichen Ausfälle, wie ich es mal nennen möchte, allesamt mehr als fünf Jahre her, die Vorstrafen sind 25 Jahre alt und damit verjährt. Seine Frau hat auch nie Anzeige erstattet, vielleicht aus Angst vor ihrem gewalttätigen Ehemann. Was machen wir daraus? Ist der Mann ein aggressiver Killer, der es geschafft hat, sich ein paar Jahre zurückzuhalten, letztendlich aber seine Beherrschung wieder mal verloren hat, weil er mit seiner pubertierenden Tochter nicht zurechtkam? Oder glauben wir, dass Menschen sich wirklich ändern können und der besorgte Vater, den wir kennengelernt haben, keine grandiose schauspielerische Leistung war?"

„Egal, was wir glauben, viel wichtiger ist die Frage: Wenn Peter Elhaus seine eigene Tochter umgebracht und ihre Leiche versteckt hat, wer hat dann Amina Rehan getötet? In dem Fall hätten wir wirklich zwei unabhängige Kapitalverbrechen an Minderjährigen in Berlin und das innerhalb von wenigen Tagen." Amaryllis machte ein besorgtes Gesicht. „Ausnahmsweise teile ich die Panik unseres Chefs, dass die Presse erst recht durchdreht, wenn sie davon Wind bekommt. Unter dem Aspekt, müsste man fast hoffen, dass beide Mädchen vom gleichen Täter verschleppt wurden und ich hätte nicht gedacht, dass ich so etwas mal laut ausspreche."

„Die Presse wird die Polizei als einen Haufen fauler Nichtsnutze darstellen, das werden die daraus machen, egal, ob wir es mit einem oder zwei unabhängigen Verbrechen zu tun haben!", antwortete Falk. „Also, lass uns lieber da reingehen und herausfinden, ob Peter Elhaus tatsächlich mehr weiß, als er uns bislang sagen wollte."

Amaryllis Handy klingelte, als die beiden Kommissare im Begriff waren, an der Tür der Elhaus' zu klingeln. Sie machte ihrem Kollegen ein Zeichen, noch zu warten, während sie anhörte, was der Anrufer ihr zu sagen hatte.

„Das Handy von Paula ist weiterhin ausgeschaltet und verschwunden, aber es ist den Kollegen der Spurensicherung gelungen, sich in ihr WhatsApp-Profil einzuloggen. Sie haben bei weitem noch nicht alle Nachrichten gelesen, fanden aber die letzte Nachricht, die Paula geschrieben hat, so wichtig, dass sie uns sofort angerufen haben."

„Und was ist diese letzte Nachricht?", fragte Falk.

„Paula hat die Nachricht geschrieben, nachdem sie sich von der Freundin, die sie als letzte Person lebend gesehen hat, verabschiedet und sich auf den Weg nach Hause gemacht hatte." Amaryllis sah ihren Kollegen besorgt an. „Paula hat der Freundin getextet, dass ihr Vater unglaublich sauer auf sie ist und sie Angst hat, dass er mal wieder komplett ausrastet, wenn sie nach Hause kommt."

17.

Es war Elvira Elhaus, die ihnen die Tür öffnete. Die Mutter der vermissten Paula trug einen enganliegenden schwarzen Jogginganzug und hatte ihre Haare zu einem strengen Knoten zusammengebunden. Ihre Augen waren vom Weinen gerötet und sie schien beim Anblick der beiden Kommissare regelrecht in sich zusammenzufallen.

„Haben Sie Paula gefunden?", fragte sie mit heiserer Stimme. „Ist sie tot?"

„Nein", beruhigte Amaryllis die verzweifelte Frau schnell. „Wir sind hier, weil wir Ihrem Mann gerne ein paar Fragen stellen würden. Ihnen natürlich auch, wenn Sie sich dazu in der Lage fühlen."

Elvira Elhaus trat wortlos ein Stück zur Seite und ließ Falk und Amaryllis eintreten. Sie führte die beiden in das Wohnzimmer, in dem Peter Elhaus am Tisch saß und ins Leere zu starren schien. Er trug immer noch die gleiche Kleidung und war unrasiert. Amaryllis hatte den Eindruck, dass er seit dem Verschwinden seiner Tochter nicht geschlafen hatte. Es war schwer zu glauben, dass der gebrochene Mann, der dort saß, ein Choleriker war, vor dem seine eigene Tochter Angst hatte. Doch ihre Erfahrungen hatten sie gelehrt, dass der äußere Schein fast immer trog.

„Herr Elhaus, wir haben bei einer Routineüberprüfung festgestellt, dass gegen Sie mehrfach wegen Körperverletzung ermittelt wurde“, begann Falk. „Können Sie uns mehr zu den damaligen Anschuldigungen sagen?“

Die Überraschung von Peter und Elvira Elhaus wirkte echt, es war offensichtlich, dass beide Ehepartner nicht damit gerechnet hatten, dass ihre Vergangenheit von der Polizei durchleuchtet werden würde.

„Gott, das ist alles so lange her“, sagte Paulas Vater. „Was soll das mit dem Verschwinden meiner Tochter zu tun haben?“

Er sah die beiden Kommissare an und man konnte an seinem Gesicht erkennen, dass ihm im gleichen Moment klar wurde, welchen Hintergrund die Frage von Falk hatte.

„Sie denken doch nicht wirklich, dass ich etwas damit zu tun habe.“

„Wir denken momentan gar nichts, wir überprüfen lediglich das Umfeld ihrer Tochter und als Vater gehören Sie selbstverständlich dazu.“ Amaryllis bemühte sich diplomatisch zu klingen, da es wenig bringen würde, den Vater mit verfrühten Anschuldigungen aufzuregen.

Peter Elhaus zögerte einen Moment, als müsse er abwägen, was er den Kommissaren über seine Vergangenheit offenbaren wollte.

„Wie Sie wissen werden, sind die Verurteilungen über 25 Jahre her. Ich hatte schon immer ein aufbrausendes Temperament, habe mich als Junge oft mit Mitschülern geprügelt, bin schnell aus der Haut gefahren. Während meines Studiums habe ich, wie viele andere Studenten auch, oft gefeiert und dabei einen über den Durst getrunken. Leider hat mich der Alkohol noch aggressiver gemacht und ich habe zugeschlagen. So ist es zu den beiden Verurteilungen wegen Körperverletzung gekommen."

Er stand auf und begann im Wohnzimmer auf und ab zu gehen. „Ich bin nicht stolz auf das, was ich getan habe, und ich habe meine Strafe verbüßt. Im doppelten Sinne. Durch die Bewährungsstrafen in meinem Vorstrafenregister habe ich nach dem Studium keinen Job gefunden, obwohl ich als Jahrgangsbester abgeschlossen hatte. Es blieb mir nichts anderes übrig, als mein eigenes Architekturbüro, zunächst als Ein-Mann-Betrieb, aufzumachen und zu hoffen, dass potenzielle Kunden keine Erkundigungen über mich einziehen würden. Elvira hat mich immer unterstützt. Wir haben über Jahre von ihrem Verdienst als freie Kunstlehrerin gelebt. Glauben Sie mir, den Luxus, den Sie hier sehen, kannten wir früher nicht. Wir haben in einem winzigen Apartment gewohnt, haben uns manchmal wochenlang von Nudeln ohne Sauce ernährt."

Amaryllis überlegte, ob der Mann versuchte, mit seiner Lebensgeschichte Mitleid zu erwecken, doch seine Worte klangen ehrlich und waren ohne Bitterkeit.

„Irgendwann ging es beruflich bergauf, ich konnte mich vor Aufträgen nicht mehr retten." Peter Elhaus sah seine Frau an, die regungslos auf einem Stuhl saß. „Das war ungefähr zu der Zeit, als wir Paula zu uns genommen haben. Es waren gute Zeiten. Wir hatten Geld, ich war beruflich ausgelastet und bin in meinen Projekten aufgegangen, Elvira konnte sich ihrer Kunst widmen und Paula war wie ein zusätzliches Geschenk, das uns das Schicksal nach den ganzen schweren Zeiten gemacht hatte. Allerdings hatten die schlechten Jahre immerhin einen Vorteil: Wir hatten so wenig Geld, dass es nicht einmal für eine Flasche Bier reichte. Ich saß unfreiwillig auf dem Trockenen. "

Er ging zu seiner Frau und legte seinen Arm über ihre Schulter, als wolle er sie um Verzeihung bitten. „Ich war nie Alkoholiker, aber ich liebte guten Rotwein oder einen Gin Tonic nach Feierabend. Leider habe ich das ein oder andere Mal zu viel getrunken und bin zu Hause ausgerastet. Der Alkohol hat mir im wahrsten Sinne des Wortes den Verstand geraubt, mich hemmungslos gemacht. Sie sind sicher über die Anrufe meiner Frau bei der Polizei informiert. Eines Abends sagte Elvira zu mir, dass sie mich mit Paula verlassen würde, wenn ich noch ein einziges Glas Alkohol trinke. Ich habe seitdem keinen Tropfen mehr angerührt. Außerdem habe ich eine Therapie gemacht, um mein aggressives Verhalten in den Griff zu bekommen."

„In der Zeit, bevor Paula verschwunden ist, gab es da einen größeren Streit?", begann Amaryllis, doch Peter Elhaus unterbrach sie sofort.

„Wir haben Ihnen bereits gesagt, dass Paula sich in den vergangenen Monaten sehr verändert hat, das haben auch ihre Klassenkameraden bestätigt. Sie hat sich in den Gedanken verrannt, dass wir sie nach dem Tod ihrer Mutter nur aus Pflichtbewusstsein zu uns genommen haben, dazu die Tatsache, dass ihr leiblicher Vater alle Kontaktversuche abgewehrt hat, und die Pubertät. Es gab fast täglich Streit, manche schlimmer, manche erträglicher, aber fast immer verletzend. Ich weiß nicht ob Sie Kinder haben, wenn ja kennen Sie das sicher."

„Und in den Tagen direkt vor ihrem Verschwinden, ist die Situation da vielleicht aus dem Ruder gelaufen?"

Peter und Elvira Elhaus sahen sich an und wirkten ernsthaft erstaunt.

„Nein", sagte Paulas Vater aufrichtig. „Es gab Streit, aber nichts außerhalb dessen, an was wir uns in der letzten Zeit traurigerweise gewöhnt haben. Am Tag vor ihrem Verschwinden hat Paula gefragt, ob sie am nächsten Nachmittag zu ihrer Freundin darf. Ich habe das erst verboten, im Endeffekt aber nachgegeben, obwohl ich es lieber gesehen hätte, wenn Paula für die Schule gelernt hätte. Ich wollte ihr aber nicht das Gefühl geben, dass sie keinen Spaß mehr haben darf."

„Peter hat sich unter Kontrolle", unterbrach Elvira Elhaus ihren Mann unerwartet. „Natürlich wird er gelegentlich wütend, aber das werden wir alle. Paula ist sein Ein und Alles. Wenn überhaupt, ist er zu nachsichtig mit ihr und hat sich viel zu viel von ihr gefallen lassen."

Amaryllis sah ihren Partner an, sein Gesichtsausdruck ließ sie wissen, dass er dasselbe dachte wie sie. Wenn Peter Elhaus seine Aggressionen unter Kontrolle bekommen hatte, warum hatte seine Tochter dann Angst vor ihm? Log seine Ehefrau, um ihren Mann zu schützen, oder hatte er es geschafft, seine Wutanfälle gegenüber der gemeinsamen Tochter vor ihr zu verbergen, damit sie ihn nicht verließ? Aber warum hatte sich Paula in diesem Fall ihrer Mutter nicht anvertraut?

18.

Dr. Benita Hüther betrachtete nachdenklich das Stück Papier, das sie in der Hand hielt. Die Gerichtsmedizinerin war am frühen Abend zur Mordkommission gekommen, um die neuesten Untersuchungsergebnisse zu besprechen und mit ihren beiden Kollegen im Anschluss essen zu gehen.

„Ich würde euch gerne etwas anderes sagen, aber die einzige verwertbare DNA-Spur, die ich an der Mütze von Paula Elhaus finden konnte, ist identisch mit der Probe, die ihr Vater abgegeben hat. Alle anderen Spuren sind unbrauchbar", erklärte Benita und legte das Papier zu den anderen Akten auf Amaryllis' Schreibtisch.

„Leider bringt uns das nicht ein Stück weiter", sagte Falk. „Dass die DNA des Vaters an einer Mütze seines Kindes ist, reicht nicht, um ihn als Tatverdächtigen ins Visier zu nehmen. Es gibt hunderte von Möglichkeiten, wann und wie seine DNA auf vollkommen harmlose Weise an die Mütze seiner Tochter gekommen sein könnte."

„Es heißt aber nicht, dass wir ihn als Tatverdächtigen ausschließen können", entgegnete Amaryllis. „Ebenso nicht für den Mord an Amina Rehan, obwohl seine DNA nicht mit den beiden Spuren übereinstimmt, die Benita gefunden hat."

„Trotzdem sollten wir der Möglichkeit mehr Bedeutung zumessen, dass wir zwei völlig unabhängige Fälle haben könnten", bemerkte Falk und sah seine beiden Kolleginnen an. „Ich überlege immer noch, ob es ein Fehler war, Peter Elhaus nicht sofort mit der WhatsApp-Nachricht, die Paula über ihn geschrieben hat, zu konfrontieren."

„Wir haben gute Gründe dafür", antwortete Amaryllis. „Elhaus weiß, dass wir ihn auf dem Schirm haben, denkt aber, es sei nur wegen irgendwelcher längst verjährten Wutanfälle. Er dürfte nervös werden und versuchen, weitere Spuren – wie z. B. WhatsApp-Nachrichten seiner Tochter – zu verwischen, wenn er schuldig ist. Und sollte er das tun, überführen wir ihn sofort. Wir müssen nur abwarten, ob er in die Falle tappt."

Benita Hüther schüttelte den Kopf. „Glaubt ihr wirklich, dass der Vater seine Tochter umgebracht hat, weil er ihre Pubertier-Eskapaden nicht ausgehalten hat? Wenn alle Väter so schnell durchdrehen würden, hätten wir eine enorme Teenagersterblichkeit in Deutschland."

„Nicht alle Väter haben ein Aggressionsproblem wie Peter Elhaus", gab Falk zu bedenken. „Aber wenn du mich fragst, intuitiv glaube ich dem Mann, dass er verzweifelt nach seiner Tochter sucht und nichts mit ihrem Verschwinden zu tun hat."

„Geht mir genauso, aber wir können die Fakten nicht ausblenden", stimmte Amaryllis ihm zu und trank von dem Cappuccino, den Benita mitgebracht hatte.

„Paula ist seit drei Tagen verschwunden", bemerkte Benita. „Wenn es der gleiche Täter wie bei Amina ist und er einem Muster folgt, müsste die Leiche bald gefunden werden, oder um es genauer zu sagen, spätestens morgen früh. Das wäre doch eine gute Gelegenheit zuzuschlagen."

„Der Kollwitzplatz wird zurzeit 24 Stunden von der Polizei überwacht, es würde mich daher sehr wundern, wenn er die Leiche dort ablegt. Es muss ihm klar sein, dass das viel zu gefährlich ist. Außerdem gibt es hunderte andere bekannte Plätze in Berlin, wo er Aufsehen erregen kann, die nicht im Visier der Polizei sind. Und da unsere Regierung sich nicht mal auf die Videoüberwachung von Plätzen in kriminellen Schwerpunktbezirken einigen kann, kann er sich ganz unbeobachtet fühlen." Falk zuckte mit den Schultern. „Auch wenn der Täter beide Mädchen entführt und Paula bereits umgebracht hat, mache ich mir wenig Hoffnung, dass wir ihn so leicht schnappen. Außer vielleicht, wenn er am helllichten Tag mit einem Paket auf dem Rücken auf den Kollwitzplatz marschiert und dort in aller Ruhe sein nächstes Opfer auf einer Bank drapiert."

„Für den Moment können wir nur abwarten, ich hasse das", sagte Amaryllis. „Die Kollegen haben den ganzen Tag Zeugen vernommen, vorwiegend Familie, Freunde und Mitschüler der beiden vermissten Mädchen. Leider ohne jeglichen Erfolg. Die Spurensicherung hat ebenfalls nichts von Bedeutung gefunden und selbst Benita, sonst unser steter Quell verwertbarer Obduktionsergebnisse, hat uns außer der DNA-Spur des Vaters an der Mütze im Stich gelassen", fasste die den Stand der Ermittlungen zusammen.

„Man kann nur hoffen, dass Paula Elhaus bald gefunden wird, am besten lebend", murmelte Falk und holte sein Handy aus der Jackentasche. „Zehn Nachrichten von meinen Töchtern. Ich kann euch gar nicht sagen, wie beruhigend das plötzlich ist, wenn man so einen Fall bearbeitet. Alle drei wohlauf und frech wie Dreck."

„Von wem sie das wohl haben?", grinste Benita. „Der Apfel fällt nicht weit vom Stamm."

„Wir sprechen uns wieder, wenn du Kinder hast! Bei deinem Männerverschleiß bin ich dann zwar schon Opa und kann mich zurücklehnen und mit Genuss beobachten, wie du von deinen kleinen Ebenbildern fertiggemacht wirst.“ Falk lachte zufrieden und warf Amaryllis einen bedeutungsvollen Blick zu, dass es an der Zeit war, ihr Geheimnis zu lüften.

„Wieso“, fragte Benita unschuldig. „Wir sind uns doch wohl einig, dass ich super bin und selbstverständlich werde ich eine grandiose Mutter, deren Kinder die Welt mit der von ihr geerbten Klugheit und Schönheit erobern. Außerdem habe ich keinen Männerverschleiß. Meine Beziehungen scheitern an meinem Beruf, weil das angeblich starke Geschlecht nicht damit zurechtkommt, dass ich Leichen aufschneide.“

Benita Hüther hatte sich erst vor wenigen Wochen von ihrem letzten Freund Tom getrennt, der sich nach einem vielversprechenden Beginn der Beziehung zunehmend über das Arbeitspensum und die grausigen Details des Berufes seiner Freundin beschwert hatte.

Amaryllis überlegte krampfhaft, wie sie ihre Schwangerschaft unauffällig in das Gespräch einfließen lassen konnte, denn Falk hatte Recht, eine bessere Gelegenheit würde sie nicht bekommen. Doch ihr Kopf verwehrte ihr die Mitarbeit und so sagte sie plötzlich in die Frotzeleien ihrer Kollegen hinein: „Ich bin übrigens schwanger und Falk meint, dass ich es dir jetzt sofort sagen soll.“

19.

Falk von Heeren wartete bereits auf seine Partnerin, als Amaryllis ihr Auto am Rande des Winterfeldmarktes parkte. Es war kurz vor vier Uhr morgens und die Straßen rund um den tagsüber belebten Marktplatz waren menschenleer.

„Herrschaftszeiten, ist das kalt", sagte Falk anschuldigend, als Amaryllis neben ihn trat. Beide trugen dicke Winterjacken und Schals, doch die eisige Kälte des Februarmorgens zog innerhalb kürzester Zeit in die Knochen.

„Wenn es sich bei der Toten um Paula Elhaus handelt, wird uns sehr schnell sehr heiß werden", vermutete Amaryllis und schaute sich um. „Wo ist die Fundstelle? Ich kann niemanden sehen."

„Auf der anderen Seite des Marktes", erklärte Falk und setzte sich in Bewegung. „Komm, je schneller wir da sind, desto besser, was die Kälte und die Ermittlungen angeht."

Wenige Minuten später standen die beiden Kommissare vor einer Parkbank, auf der ein Mädchen lag. Man hätte annehmen können, dass sie eine Jugendliche war, die es nach einer durchfeierten Nacht nicht mehr nach Hause geschafft hatte, wäre das Gesicht des Mädchens nicht mit mehreren Schlägen entstellt worden. Die blonden Haare waren am Hinterkopf dunkel verfärbt und blutverkrustet.

Amaryllis zog ein Foto der vermissten Paula Elhaus aus ihrer Tasche. „Unmöglich zu sagen, ob sie es ist“, stellte sie fest. „Sie wurde zu stark geschlagen. Allerdings ähneln die Verletzungen denen von Amina Rehan, sie wurde auch mit Schlägen auf den Kopf umgebracht.“

„Die Kleidung der Toten passt außerdem zu den Angaben von Paulas Eltern, was ihre Tochter bei ihrem Verschwinden getragen hat“, stimmte Falk seiner Partnerin zu. „Wo bleibt Benita?“

„Sie ist auf dem Weg“, antwortete Amaryllis und als hätte sie auf ihr Stichwort gewartet, bog der alte rote Käfer der Gerichtsmedizinerin in die Straße ein.

„Guten Morgen, oder sollte ich lieber gute Nacht sagen“, begrüßte Benita ihre Kollegen.

Sie trug eine dicke braune Steppjacke, enganliegende Jeans und trendige UGG-Boots, ihre langen blonden Haare hatte sie zu einem lässigen Zopf geflochten. Hätte Amaryllis nicht gewusst, dass ihre Kollegin zu einem Mord gerufen worden war, hätte sie angenommen, dass die junge Frau sich in der Uhrzeit geirrt und eigentlich in dem Szeneviertel zwischen Kreuzberg und Wilmersdorf auf dem Markt hätte einkaufen wollen.

Benita verzichtete auf weitere Worte und betrachtete den Leichnam auf der Parkbank.

„Auf den ersten Blick würde ich sagen, dass das Opfer ebenfalls mit einem harten Gegenstand, womöglich einer Eisenstange erschlagen wurde. Sollte es die gleiche Eisenstange gewesen sein, mit der Amina getötet wurde, ist es ein Leichtes, das zu beweisen.“ Sie warf einen Blick über den Markt. „Die

Gegend ist zwar nicht Prenzlauer Berg, aber ebenfalls ein sogenanntes Szene-Viertel, wo die coolen, gutgestellten Berliner am Samstagvormittag ihre Käse-Spezialitäten kaufen und einen Bio-Döner essen. Passt alles ausgezeichnet zum Fall Rehan."

„Allerdings! Es bleibt die Frage, ob die Fundorte Zufall sind oder ob der Täter uns damit eine Botschaft übermitteln will", bestätigte Falk. „Wie lange wird es dauern, bis wir wissen, ob es sich bei der Toten um Paula Elhaus handelt?"

„Nicht lange", versicherte ihm Benita. „Der Fall hat Priorität, das Labor wird einen Schnelltest machen. Die Auswertung, ob es sich bei der Tatwaffe um eine Eisenstange handelt, könnte etwas länger dauern, aber die Ergebnisse sollten ebenfalls heute oder spätestens morgen vorliegen. Ich werde bei der Obduktion selbstverständlich nach weiteren DNA-Spuren suchen, insbesondere im Hinblick auf Peter Elhaus."

„Der Mann hat kein Alibi für einen Großteil des Zeitraumes zwischen dem Verschwinden von Amina Rehan und dem Auffinden ihrer Leiche", sagte Amaryllis nachdenklich. „Angeblich war er zu Hause und hat an Entwürfen gearbeitet. Seine Frau hat das bestätigt, allerdings war sie selber viel unterwegs und es gibt einen längeren Zeitraum, in dem er allein war. Er hätte die Gelegenheit gehabt, Amina zu töten."

„Warten wir die Ergebnisse der Obduktion ab, dann sehen wir, ob es für einen Durchsuchungsbefehl der Wohnung und des Büros von Elhaus reicht", sagte Falk. „Auch wenn es mir schwerfällt, es zu glauben, aber der Mann ist momentan unser Hauptverdächtiger."

„Was vor allem daran liegt, dass er unser einziger Verdächtiger ist", fügte Amaryllis an. „Ich werde noch mal alle

Akten durchgehen und sehen, ob es nicht doch eine Gemeinsamkeit zwischen Amina und Paula gibt."

„Vielleicht solltest du dich lieber ins Bett legen und etwas schlafen", mahnte Benita ihre Kollegin. „Du siehst für deine Verhältnisse ungewohnt blass aus."

Amaryllis warf ihr einen warnenden Blick zu. „Solltest du auf die Schwangerschaft anspielen, bist du besser ganz vorsichtig. Ich weiß, was ich mir zumuten kann."

„Schwangere haben immer Recht. Regel Nummer eins im Zusammenleben mit einer Schwangeren." Falk grinste und legte seinen Arm um Benita, als wäre sie ein Kind, dem ein gutmeinender Onkel etwas erklären wolle. „Ich kenn mich da aus, wenn du weitere Tipps für den derzeitigen Umgang mit unserer lieben Kollegin brauchst, wende dich vertrauensvoll an mich."

Benita Hüther war einen Moment fassungslos gewesen, nachdem Amaryllis ihr am Vorabend von der Schwangerschaft berichtet hatte.

„Ich bin selten überrascht, da ich in meinem Beruf immer auf alles gefasst sein muss, aber ganz ehrlich Amaryllis, das haut mich um", hatte die Gerichtsmedizinerin erklärt, bevor sie ihrer Freundin gratuliert hatte.

„Das sind tolle Nachrichten! Ich freue mich für dich! Und für Nikolas. Und für mich! Wenn du dick und rund bist, können sich die Männer ganz auf mich konzentrieren. Aber wahrscheinlich bist du eine von diesen ganz furchtbaren Frauen, die sogar schwanger noch super aussehen und denen der dicke Bauch steht!"

Ein helles Auto fuhr verbotenerweise über einen Weg, der nur für Fußgänger gedacht war, und parkte schließlich neben den beiden Kommissaren und der Gerichtsmedizinerin verdächtig nah an einem Beet.

„Die Spurensicherung ist da", erklärte Falk unnötigerweise, denn auch die beiden Frauen kannten das Auto der Kollegen. „Ausnahmsweise sind sie mal schneller als die Polizei erlaubt vor Ort."

Ein großer schlanker Mann mit kurzrasierten graumelierten Haaren stieg aus dem Auto und nickte den Anwesenden zu. Amaryllis erkannte den Leiter der Berliner Spurensicherung, Tobias Rohl, dem sie bereits mehrmals bei Tagungen oder Besprechungen begegnet war, aber noch nie im Dienst an einem Tatort getroffen hatte.

„Morgen", sagte er knapp. „Neustädt hat mich persönlich angerufen! Der Chef der Mordkommission ist mitten in der Nacht aufgestanden, um einen Untergebenen seiner Wahl an den Ort des Geschehens zu befehlen. Ich gehe mal davon aus, es kann sich nur um das nächste Opfer des ‚Mädchenfängers' handeln, die Zeitungen kennen kein anderes Thema."

Falk und Amaryllis nickten, während Benita Tobias Rohl kritisch musterte.

„Wer hat die Leiche gefunden?", fragte der Chef der Spurensicherung.

„Eine Putzfrau, die auf dem Weg in eines der Restaurants war, das bis nach Mitternacht geöffnet hat und deswegen nur zu unchristlichen Zeiten gesäubert werden kann", ließ Falk den Mann wissen. „Sie dachte, das Mädchen wäre betrunken auf der Bank eingeschlafen, hat sich Sorgen gemacht, weil es so kalt war, und wollte das Mädchen wecken, damit es nach Hause geht. Als die Frau nähergekommen ist, hat sie bemerkt, dass das Mädchen am Kopf verletzt ist, und hat den Notarzt gerufen."

Tobias Rohl deutete zwei Kollegen, die nach ihm aus dem Auto gestiegen waren, noch einen kurzen Moment zu warten, und sagte leise: „Neustädt hat angedeutet, dass es sich um ein

Familiendrama handeln könnte. Mir ist das nicht ganz klar, in den Zeitungen steht etwas von zwei Mädchen, die nichts miteinander zu tun hatten, wo soll da das Familiendrama sein? Für die eigentliche Spurensicherung ist es nicht relevant, wir nehmen jede Spur auf, die wir finden können, ich bin nur neugierig, was der große Zampano mir damit sagen wollte."

„Neustädt war vielleicht etwas voreilig", erklärte Falk. „Der Vater eines der Mädchen scheint nicht astrein zu sein und hat kein hieb- und stichfestes Alibi für den Zeitraum, in dem beide Mädchen verschwunden sind, wir gehen dem Ganzen nach, nicht mehr und nicht weniger."

„Ok", antwortete der Leiter der Spurensicherung und gab seinen Männern, die bereits weiße Schutzanzüge übergezogen hatten, den Befehl anzufangen. „Ich weiß gerade nicht, ob ich mich freuen oder fluchen soll. Als Chef der Spurensicherung ist man selten bis gar nicht mehr bei der aktiven Arbeit anwesend. Einerseits habe ich ein wenig Panik, mich mit meinen eingerosteten Fähigkeiten vor dem jungen Gemüse da drüben zu blamieren, andererseits juckt es mich in den Fingern, mal wieder praktisch zu arbeiten."

Er nickte den beiden Kommissaren und der Gerichtsmedizinerin zu und ging zum Heck des Autos, wo er sich ebenfalls einen weißen Schutzanzug überzog.

„Kennt ihr den Typen näher?", fragte Benita leise, nachdem Tobias Rohl außer Hörweite war.

„Kaum", erklärte Amaryllis. „Ich habe ihn ein paar Mal bei Veranstaltungen getroffen, er scheint nett zu sein. Zumindest hat er Humor. Über seine Kompetenzen als Spurensicherer und als Leiter der dazugehörigen Behörde kann ich nichts sagen."

„Ich auch nicht", pflichtete Falk ihr bei und sah Benita irritiert an. „Was soll die Frage?"

Benita machte einen Schritt nach hinten, als wolle sie absolut sicher gehen, dass Tobias Rohl sie nicht hören konnte. „In Anbetracht der Tatsache, dass wir gerade an einem Fall arbeiten, bei dem zwei jungen Menschen zu Tode gekommen sind, ist es extrem unpassend, aber *ich* kenne ihn. Aus dem Internet. Genauer gesagt von so einer Datingseite. Er heißt Heiße_Spur_48 und ich fand ihn etwas alt für mich. Da er aber humorvoll und intelligent im Chat rüberkam, wollte ich ihm eine Chance geben. Wir haben am nächsten Wochenende ein Date."

Amaryllis, die sich vor wenigen Minuten angesichts der frühen Morgenstunde noch vollkommen erschlagen gefühlt hatte, konnte sich ein Lachen nicht verkneifen. „Die Welt ist doch unangenehm klein", kommentierte sie.

Falk betrachtete Benita, als hätte er sie noch nie gesehen. „Wie ich das liebe!", sagte er dann aus ganzem Herzen. „Erstens, er hat dich nicht erkannt, wie peinlich ist das, und zweitens, perfekt!! Du heiratest den Mann, komme, was wolle, dann haben wir nie wieder ein Problem mit der Warteschleife beim Telefondienst der Spurensicherung. Wir sitzen dank dir an der Quelle!"

Benita Hüther verdrehte die Augen. „Ihr seid keine Freunde!", sagte sie vorwurfsvoll. „Erstens habe ich kein Foto in meinem Dating-Profil eingestellt, ich wollte den anderen Frauen auch eine Chance geben und zweitens wollte ich lediglich herausfinden, ob ihr wisst, ob er verheiratet ist. Von solchen Superhelden, die im Internet nach etwas Bestätigung außerhalb der Ehe suchen, hatte ich in letzter Zeit schon zu viele!"

„Genug gelacht!", stoppte Amaryllis das Geplänkel. „Es ist wirklich unangebracht und wir haben andere Sorgen beziehungsweise jede Menge Arbeit vor uns. Zum Beispiel die

Obduktion der Toten, die nur wenige Meter entfernt von uns liegt!“

20.

Es war später Nachmittag und Amaryllis Winter saß an ihrem Schreibtisch. Sie war gemeinsam mit Falk von Heeren direkt vom Winterfeldmarkt in die Mordkommission gefahren und hatte den gesamten Tag mit der Sichtung der bisherigen Ermittlungsergebnisse verbracht. Die Kollegen, die gemeinsam mit Falk und ihr in der Sonderkommission „Kollwitzplatz" arbeiteten, hatten fast 100 Schüler, Lehrer und Familienmitglieder der beiden Mädchen befragt, doch der große Durchbruch war ihnen nicht gelungen. Es hatte keine Berührungspunkte in den Leben der beiden Teenager gegeben. Die einzige Gemeinsamkeit, die Amaryllis hatte entdecken können, war eine routinemäßige Anti-Gewalt-Veranstaltung der Polizei, die in den Schulklassen beider Mädchen in den vergangenen Wochen stattgefunden hatte.

Die Kommissarin seufzte und machte sich eine Notiz zu dieser Übereinstimmung und begann sich zu strecken. Ihr Rücken schmerzte nach dem langen Tag im Büro und sie fühlte sich müde und schlapp. Auch der Anruf bei den Kollegen, die vor Ort am Winterfeldmarkt nach Zeugen gesucht hatten, war ohne Ergebnis geblieben, niemand hatte etwas Auffälliges bemerkt. Sie beschloss, sich einen Kaffee und ein Sandwich aus der Cafeteria zu holen und im Anschluss mit Falk das weitere Vorgehen zu besprechen. Sie wollte gerade losgehen, als ihre Bürotür aufflog und Benita Hüther in den Raum stürzte.

„Ich habe erste Ergebnisse der Obduktion und die werden euch umhauen!“

Falk von Heeren betrat den Raum nach der Gerichtsmedizinerin und zog eine Grimasse. „Besser wäre es. Mir tun die Augen weh nach dem ganzen Aktenstudium, wenn ich noch eine Teenagerbefragung lesen muss, drehe ich durch.“

„Lass uns in die Cafeteria gehen, ich brauche dringend etwas zu essen“, bestimmte Amaryllis.

Kurze Zeit später saßen sie an einem kleinen Tisch in der Ecke der Cafeteria und Benita begann mit ihrem Bericht über die Ergebnisse der Obduktion.

„Die DNA-Probe ist zurück, bei der Toten handelt es sich um Paula Elhaus. An ihrer Kleidung habe ich weitere DNA-Spuren gefunden und abgleichen lassen. Die Ergebnisse sind nicht weiter überraschend. Es sind Spuren ihres Vaters, ihrer Mutter und von drei weiteren Personen. Zwei davon stimmen mit den beiden Proben überein, die wir am Körper von Amina Rehan gefunden haben und bislang nicht identifizieren konnten. Die dritte stammt von Amina selber. Damit wäre eindeutig bewiesen, dass beide Mädchen demselben Täter zum Opfer gefallen sind.“

„Wenn am Körper von Paula Elhaus eine DNA-Spur von Amina gefunden wurde, müssten die beiden Mädchen sich eigentlich getroffen haben. Das kann aber nicht sein, sie kannten sich nicht, haben in unterschiedlichen Stadtteilen gelebt und Amina war bereits tot, als Paula verschwunden ist“, wandte Amaryllis ein.

„Die DNA von Amina habe ich in der Wunde am Kopf von Paula gefunden“, erklärte Benita. „Wahrscheinlich befand sie sich an dem Gegenstand, mit dem die beiden erschlagen wurden und ist so an Paulas Kopf gelangt.“

„Was für eine furchtbare Vorstellung“, sagte Falk. „Bislang helfen uns deine Ergebnisse allerdings nicht weiter, Benita. Wir können den Vater von Paula Elhaus damit immer noch nicht als Verdächtigen ausschließen.“

„Warum nicht“, fragte Benita irritiert.

„Weil er Komplizen haben könnte. Die letzte Person, mit der Amina Rehan lebend gesehen worden ist, war eine Frau. Sofia Richtling, die Amina nach der Schule auf dem Nachhauseweg gesehen hat, ist auch bei der dritten Befragung fest bei dieser Aussage geblieben. Es gibt keinen Grund an ihrer Aussage zu zweifeln. Es wäre theoretisch möglich, dass er der Haupttäter ist und zwei Mittäter hat, die die Drecksarbeit für ihn machen. Die Frau sucht die Mädchen, der Mann bringt sie um.“

„Hört sich mehr nach sizilianischer Mafia an als nach einem Berliner Familienvater. Und was sollte sein Motiv sein?“ Benita sah ihre Kollegen skeptisch an.

„Gute Frage, nächste Frage“, sagte Falk genervt. „Ich glaube nach wie vor nicht, dass der Mann seine eigene Tochter oder Amina auf dem Gewissen hat, ich habe nur gesagt, dass die Ergebnisse der Obduktion ihn nicht endgültig entlasten.“

„Ich habe noch etwas gefunden, dass euch interessieren dürfte“, sagte Benita. „Paula Elhaus wurde im Gegensatz zu Amina Rehan nicht von einer Person umgebracht, sondern von zwei. Wobei natürlich nur einer den letztendlich tödlichen Schlag getan haben kann.“

Amaryllis und Falk sahen die Gerichtsmedizinerin verblüfft an.

„Wie meinst du das, sie ist von zwei Personen umgebracht worden?", fragte Falk schließlich.

„Es war aufgrund der massiven Verletzungen an ihrem Kopf, die wir am Fundort schon bemerkt haben, absehbar, dass Paula ebenfalls erschlagen wurde", begann Benita. „Ich habe also als Erstes nach Spuren des Gegenstandes, mit dem sie getötet wurde, gesucht und diese auch gefunden. Die Ergebnisse sind noch nicht aus dem Labor zurück, aber ich bin ziemlich sicher, dass es eine Eisenstange war, genau wie bei Amina Rehan. Der Fund von Aminas DNA in der Verletzung lässt fast keinen anderen Schluss zu.

Danach habe ich die ‚Schlagtechnik' des Täters überprüft. Man kann an den Merkmalen der Wunden relativ gut feststellen, ob jemand Rechts- oder Linkshänder ist. Oder wie fest er zugeschlagen hat, was darauf schließen lässt, welche Statur der Angreifer hat und ob man es mit einem Mann oder einer Frau zu tun hat. Aus der Art, wie ein Schlag ausgeführt wird und der Winkel, in dem er auf sein Ziel trifft, lassen erkennen, ob er von der gleichen Person getätigt wurde oder nicht.

Eigentlich wollte ich lediglich weitere Beweise finden, dass beide Mädchen dem gleichen Täter zum Opfer gefallen sind. Doch ich wurde überrascht. Ein Teil der Schläge am Kopf von Paula Elhaus stimmt mit dem Profil oder der Schlagtechnik des Mörders von Amina überein, aber nicht alle. Eine weitere Person hat mit der gleichen Eisenstange auf das Mädchen eingeschlagen."

„Das bedeutet, Paula Elhaus wurde von zwei Tätern angegriffen, von denen einer den tödlichen Schlag getan hat, während Amina Rehan von einem Einzeltäter ermordet wurde", fasste Falk das eben Gehörte zusammen. „Das macht doch keinen Sinn."

„Was sagen die Schläge oder wie du es genannt hast, die Schlagtechnik über die Täter aus“, wollte Amaryllis wissen.

„Gut, dass du fragst“, antwortete Benita. „Ich habe einen Großteil meines Arbeitstages damit verbracht, sämtliche Wunden zu analysieren, um so viele Details wie möglich über die Täter herauszufinden. Könnt ihr euch erinnern, dass ich nach der ersten Obduktion von Amina gesagt habe, dass der Täter sehr wütend gewesen sein muss. Ich hatte sogar, wie wir mittlerweile wohl sicher wissen, fälschlich angenommen, dass es sich um einen Sadisten handeln könnte. Meiner Meinung nach sind ein Teil der Schläge auf den Kopf von Paula Elhaus von der gleichen Person ausgeführt worden, die auch auf Amina eingeschlagen hat. Es dürfte sich um einen großen schweren Mann handeln, der mit rechts schlägt. Darauf lassen die Wunden schließen und wie sie zueinander angeordnet sind. Allerdings hat er dieses Mal mit weniger Wucht zugeschlagen, er war also weniger wütend oder aggressiv.“

Benita stoppte einen Moment, trank einen Schluck Kaffee und zog mehrere Bilder aus ihrer Tasche, die mit rotem Stift markiert waren.

„Hier und hier“, sie deutete auf zwei rote Kreise auf den Fotos. „Hier kann man mit dem bloßen Auge recht gut erkennen, dass die durch die Schläge entstandenen Wunden unterschiedlich tief sind.“

Amaryllis betrachtete die Bilder, konnte aber keinerlei Unterschiede erkennen und reichte sie an Falk weiter, der mit dem Kopf schüttelte.

„Für mich sehen die alle gleich aus“, erklärte auch Falk und nahm eines der Bilder in die Hand. „Du bist aber sicher, dass sie dennoch von der gleichen Person stammen. Wenn sie unterschiedlich tief sind, könnten sie auch von dem anderen Täter stammen.“

„Nein, denn der andere Täter dürfte Linkshänder sein, was für einen komplett anderen Winkel sorgt, in dem die Tatwaffe auf den Kopf getroffen ist. Außerdem hat der zweite Täter mit deutlich weniger Kraft zugeschlagen, es dürfte sich eher um eine Frau oder einen sehr zarten Mann handeln."

„Das würde zu den bisherigen DNA-Proben und der Beobachtung von Sofia Richtling passen, die Amina Rehan mit einer Frau zusammen gesehen hat", überlegte Amaryllis. „Hast du eine Idee, warum diesmal zwei Personen zugeschlagen haben?"

„Eine Idee habe ich auf jeden Fall", sagte Benita. „Allerdings habe ich keine Beweise für meine Theorie, die müsst ihr selber finden."

„Und was ist deine Theorie?", wollte Falk ungeduldig wissen.

„Ich gehe davon aus, dass der Täter, der Amina Rehan mit großer Wut erschlagen hat, auch Paula Elhaus umbringen wollte. Allerdings war er diesmal weit weniger aggressiv beziehungsweise wütend oder aufgebracht. Er hat insgesamt viermal zugeschlagen. Bei Amina waren es dagegen neun Schläge, die alle in ihrer Ausprägung deutlich heftiger waren. Diesen Teil meiner Auslegung der Geschehnisse kann mit Fakten bewiesen werden. Für das, was danach geschehen ist, müsst ihr selber Beweise finden. Meiner Meinung nach war die Frau – oder der sehr zarte Mann – beim Mord von Amina anwesend, musste aber nicht eingreifen, da ihr Komplize ganze Arbeit geleistet hatte. Bei Paula Elhaus hat er das nicht, er hat weniger fest zugeschlagen und nicht so oft. Der zweite Täter oder die Täterin hatte Sorge, dass ihr Komplize das Mädchen nicht getötet haben könnte, und hat deswegen die Stange genommen und den Rest erledigt. Mit insgesamt zwölf Schlägen."

„Starker Tobak“, sagte Falk in die Stille hinein, die nach den Worten von Benita entstanden war. „Wenn Du recht hast, haben wir es mit einem mörderischen Pärchen zu tun. Wir bleiben erneut an der Frage hängen: Was zum Teufel könnte ihr Motiv sein?“

21.

Der schrille Alarm des Weckers ließ Amaryllis Winter aus dem Schlaf hochschrecken. Sie ließ sich zurück in die Kissen sinken und holte tief Luft. Die Kommissarin hatte erneut die halbe Nacht wachgelegen und hatte das Gefühl, erst wenige Minuten vor dem Klingeln ihres Weckers eingeschlafen zu sein.

„Du solltest dir ein paar Tage freinehmen“, sagte Nikolas und beugte sich zu ihr herüber. „Ich weiß, es ist das Letzte, das du hören möchtest, aber du siehst vollkommen fertig aus. Du schläfst nicht und die Überstunden, die du in den vergangenen Tagen abgerissen hast, verbessern das Ganze sicher nicht. Du musst endlich die Tatsache akzeptieren, dass du schwanger bist und dich schonen solltest.“

„Ich bin schwanger, nicht krank“, sagte Amaryllis und merkte, dass sie wie ein trotziges Kind klang. „Ich kann unmöglich gerade jetzt freinehmen, wir stecken im Fall der beiden toten Mädchen in einer Sackgasse. Außer bei den Eltern von einem der Mädchen haben wir keinen Ansatz, wer der Täter sein könnte, und nicht mal Neustädt glaubt, wenn er einen seiner wenigen lichten Momente hat, dass die beiden wirklich etwas damit zu tun haben könnten. Wir haben jede Menge Spuren gefunden, aber sie passen nicht zusammen."

„Apropos, Eltern", Nikolas warf seiner Freundin einen besorgten Blick zu. „Dir ist klar, dass deine bereits in New York in den Flieger gestiegen und auf dem Weg nach Berlin sind. Sie landen am späten Nachmittag und ich werde das ungute Gefühl nicht los, dass ich sie allein vom Flughafen abholen werde. Was mich nicht stören würde, wenn ich sie bereits kennengelernt hätte."

Nikolas Kretschmann sah Amaryllis skeptisch an, die versuchte, mit einem Lächeln darüber hinwegzuspielen, dass er vermutlich recht behalten würde.

„Ich werde da sein", erklärte sie. „Außer, wir nehmen in genau dem Moment den Täter fest, aber glaube mir, danach sieht es nicht aus."

Die Kommissarin stand auf und zuckte zusammen, ein scharfer Schmerz zog durch ihren Unterleib.

„Pass auf dich auf", mahnte Nikolas sie sanft. „Hast du deinem Chef endlich gesagt, dass du schwanger bist?"

Amaryllis schüttelte den Kopf. Sie wusste, dass sie das Gespräch nicht mehr hinauszögern durfte. Die ersten zwölf Wochen der Schwangerschaft waren vorbei und gemäß den Vorschriften durfte sie im Anschluss nicht mehr im Außendienst arbeiten. Die Vorstellung, während der laufenden Ermittlungen im Büro zu sitzen und zuzusehen, wie Falk und ein Kollege oder eine Kollegin den Täter festnahmen, machte sie fast wahnsinnig.

Ihr Handy klingelte und sie griff dankbar danach, damit sie sich keine weiteren Gedanken um ihre Zukunft und wie das Baby diese verändern würde, machen musste.

„Winter", meldete sie sich und hörte den Ausführungen von Falk zu, der am anderen Ende der Leitung war.

„Es wird ein weiteres Mädchen vermisst", ließ sie Nikolas wissen, nachdem sie aufgelegt hatte. „Ich befürchte, es wird ein langer Tag."

Sie sah ihren Freund entschuldigend an, denn beide wussten, dass es nach dieser Nachricht höchst unwahrscheinlich war, dass Amaryllis am Abend am Flughafen sein würde, um ihre Eltern abzuholen.

„Dann mache ich mich darauf gefasst, die berühmt-berüchtigte Jayashree Winter alleine kennenzulernen", sagte Nikolas und lächelte. „Wenn man deinen Erzählungen glauben darf, ist sie eine tolle Frau mit Haaren auf den Zähnen und ich sehe besser zu, dass mein erster Eindruck bei ihr überzeugend ist."

„Danke, es ist nicht selbstverständlich, dass du allein zum Flughafen fährst", sagte Amaryllis und verspürte tiefe Dankbarkeit, dass ihr Freund die Tatsache, dass er ihre Eltern wahrscheinlich alleine empfangen würde, so gelassen aufnahm. Ihr Ex-Mann Max in New York hätte ihr eine riesige Szene gemacht und sie tagsüber mehrfach angerufen, um zu fragen, ob sie nicht doch kommen könne.

„Ich mache es wieder gut", versicherte sie dem Vater ihres Kindes an und ging ins Badezimmer, um sich für den Tag fertigzumachen.

*

Eine Stunde später saß sie mit Falk von Heeren im Wohnzimmer der Familie Voss in Berlin-Lichterfelde und befragte die sichtlich erschütterten Eltern der 12-jährigen Fiona über deren Verschwinden. Falk war über den neuen Vermisstenfall bereits am späten Abend des Vortages informiert worden, hatte aber mit der Begründung, dass sie nichts hätten ausrichten können, Amaryllis erst am Morgen informiert. Die Hauptkommissarin hatte ihrem Kollegen dies äußerst übelgenommen.

„Wenn ihr weiter so tut, als hätte ich eine todbringende Seuche und wäre nicht einfach nur schwanger, gehe ich zurück nach New York, dort ist man nicht so zimperlich. Die lachen über Mutterschutz!“, hatte sie Falk angeherrscht.

„Fiona ist eine Träumerin“, erklärte ihre Mutter. „Sie kommt ständig zu spät, vergisst Sachen, erfindet in ihrem Kopf Geschichten, in denen sie sich verliert. Es ist Normalität und nicht die Ausnahme, dass sie zu spät nach Hause kommt. Sie kennt die Regeln, aber hält sich nicht daran.“ Diana Voss machte eine kurze Pause und schluckte ihre Tränen hinunter. „Verstehen Sie mich bitte nicht falsch, Fiona ist ein liebes Mädchen, sie kommt nicht aus Bösartigkeit oder Ungehorsam zu spät, sie vergisst einfach die Zeit.“

Diana Voss war eine kleine dickliche Frau mit einem freundlichen Gesicht, das von großen braunen Augen dominiert und von langen braunen Locken umrahmt wurde. Sie vermittelte den Eindruck, dass sie auf die „Träumereien“ ihrer Tochter mit Verständnis und Liebe und nicht mit Strafen reagiert hatte. Vielleicht war sie selber in ihrer Jugend ein verträumtes Mädchen gewesen und konnte sich daher gut in ihre Tochter hineinversetzen.

„Wann hätte Fiona gestern zu Hause sein müssen“, fragte Falk. „Und wann haben Sie begonnen sich Sorgen zu machen?“

„Sie hatte um 13:30 Uhr Schulschluss, danach geht sie mittwochs zum Schwimmen, das endet um 16:30 Uhr. Eigentlich hätte sie um siebzehn Uhr zu Hause sein müssen. Als sie um 17:30 Uhr nicht da war, habe ich sie angerufen, um sie zu ermahnen, nicht wieder so lange herumzutrödeln. Ihr

Handy war ausgeschaltet, auch das ist leider nicht ungewöhnlich, Fiona vergisst ständig, es aufzuladen. Ich bin davon ausgegangen, dass der Akku leer war."

Die Stimme von Diana Voss zitterte und sie griff nach der Hand ihres Mannes Thomas, der schweigend neben ihr saß. „Um achtzehn Uhr habe ich angefangen, mir ernsthafte Sorgen zu machen. Eine Stunde Verspätung ist auch für Fiona viel. Natürlich sind mir sofort die beiden Mädchen eingefallen, die ermordet wurden."

Die Frau begann zu weinen und versteckte ihr Gesicht hinter einem Taschentuch.

„Ich bin gegen 18:15 Uhr aufgebrochen und bin den Weg zur Schwimmhalle mit dem Auto abgefahren in der Hoffnung, Fiona irgendwo am Straßenrand zu sehen. Meine Frau hat in der Zwischenzeit die Freundinnen von Fiona angerufen, um zu hören, ob sie vielleicht dort ist. Ich bin in die Schwimmhalle gegangen und habe die Trainerin von Fiona gefragt, ob sie beim Schwimmen war, doch dort ist sie nie gewesen. Wir sind danach sofort zur Polizei gegangen."

Der Vater von Fiona Voss hatte mit fester Stimme für seine Frau übernommen, doch sein Gesichtsausdruck ließ darauf schließen, dass ihn dies sehr viel Kraft gekostet haben musste. Thomas Voss war ein korpulenter Mann mit Glatze, der einen ruhigen, in sich gekehrten Eindruck machte und das Reden wahrscheinlich gerne seiner Frau überließ.

„In welcher Schwimmhalle hätte ihre Tochter Training gehabt", fragte Amaryllis nach.

„In der Finckensteinallee", antwortete Diana Voss.

Die beiden Kommissare warfen sich einen schnellen Blick zu.

„Von dort ist das Flüchtlingsmädchen verschwunden", stellte Thomas Voss fest, dessen Stimme diesmal zitterte.

„Ja", bestätigte Falk. „Doch das muss erst mal nichts heißen."

Diana Voss schüttelte ihren Kopf. „Hätten wir nur besser aufgepasst. Jeder in Berlin weiß, dass ein Monster unterwegs ist, das Mädchen mitnimmt. ‚Den Mädchenfänger' nennen sie ihn in der Zeitung! Warum habe ich nicht darauf bestanden, Fiona von der Schule abzuholen und zum Schwimmen zu bringen, wie es die Mütter ihrer Freundinnen tun."

Amaryllis hatte das starke Bedürfnis, die Frau in den Arm zu nehmen und ihr zu sagen, dass sie keine Schuld trug, niemand hatte wissen können, wann, wo und ob der Täter noch mal zuschlagen würde. Doch sie wusste, dass die Verzweiflung der Mutter sich bald gegen die Ohnmacht der Polizei richten würde, die offenbar keinerlei Handhabe gegen das „Monster" hatte, das ihre Kinder entführte. Sie hatte in ihrer Ausbildung gelernt, dass es nicht half, verzweifelten Eltern durch Mitgefühl eine Projektionsfläche gegen die Arbeit der Polizei zu geben. Sie zog ihr Notizbuch aus der Tasche und überprüfte, was sie zu dem Verschwinden der anderen Mädchen notiert hatte.

„Herr und Frau Voss, wissen Sie zu zufällig, ob in der Schule von Fiona in der letzten Zeit ein Aktionstag der Polizei stattgefunden hat? Bei diesen Tagen geht es um Mobbing und sichere Internetnutzung. War ein Polizist in der Klasse Ihrer Tochter?"

Diana Voss blickte hoch, ihr Make-up war tränenverschmiert. „Ja, das müsste so vor zwei oder drei Wochen gewesen sein", bestätigte sie. „Fiona fand das alles furchtbar übertrieben, sie ist in einer sehr netten Klasse und hat noch nie negative Erfahrungen dieser Art gemacht. Der Polizist war aber wohl sehr freundlich und hat es geschafft, die Kinder in seinen Bann zu ziehen."

22.

„Wir können nur hoffen, dass wir es nicht mit einem Polizisten zu tun haben, der zur dunklen Seite übergelaufen ist“, erklärte Falk, als die beiden Kommissare die Wohnung der Familie Voss verlassen hatten.

„Das glaube ich nicht“, überlegte Amaryllis. „Vielleicht ist es nur Zufall, dass die Polizei im Vorfeld der Entführungen in den Schulen der Mädchen war. Die Aktionstage der Polizei sind mehr oder weniger Standard an Berliner Schulen in der Altersgruppe der verschwundenen Mädchen.“

„Eben!“, stellte Falk fest. „Offensichtlich hat der Täter es auf diese Gruppe abgesehen. Er nutzt die Polizeiveranstaltungen, um sich als falscher Polizist auszugeben und die Mädchen anzusprechen.“ Er hielt einen Moment inne. „Oder er ist ein echter Polizist. Ich weiß nicht, was schlimmer ist.“

„Amina Rehan war mit fünfzehn älter als die beiden anderen Mädchen“, gab Amaryllis zu bedenken.

„Da sie als Flüchtlingskind zuvor keine deutsche Schule besucht hat, wurde sie automatisch in eine niedrigere Klasse eingestuft, die ihrem Alter eigentlich nicht entsprach. Außerdem war sie ein äußerst zierliches Mädchen, das nach den Angaben ihrer Familie jünger als fünfzehn wirkte", erklärte Falk den Umstand. „Sie war in der achten Klasse, genau wie Paula, Fiona Voss besucht die siebte Klasse."

„Bislang wissen wir aber nur, dass Amina Rehan nach der Schule von einer Frau angesprochen wurde, oder besser gesagt, dass sie mit einer Frau gesehen wurde, wir haben keine Zeugen gefunden, die Paula am Nachmittag ihres Verschwindens mit einer fremden Person beobachtet haben", entgegnete Amaryllis.

„Wenn du dringend Erbsen zählen möchtest, fahre ich gleich in den Supermarkt und kaufe dir ein paar Dosen", bot Falk seiner Kollegin an.

„Unser Beruf ist es, Erbsen zu zählen", belehrte Amaryllis ihn. „Nur wer auf die Details achtet, hat Erfolg. Du hast wohl in der Polizeischule geschlafen!"

Falk verdrehte die Augen. „Die Schwangerschaft bekommt dir überhaupt nicht. Vielleicht freue ich mich doch darauf, wenn du demnächst zum Innendienst verdonnert bist! Sollte es nicht längst so weit sein?"

„Du solltest lieber Angst haben, ohne mich bist du doch nicht mehr als ein Hobby-Detektiv, der wichtige Informationen vor seinen Kollegen versteckt", lächelte Amaryllis.

„Ist das so?", grinste Falk gutmütig. „Dann kann ich mich ab jetzt zurücklehnen, Kaffee trinken und den lieben Gott einen guten Mann sein lassen."

„Ich werde in der Zeit überprüfen, wann genau die Polizeiaktionen in den Schulen waren und wer daran beteiligt war, vielleicht finden wir so einen Hinweis", sagte Amaryllis. „Ruh du dich nur aus."

*

Es war Mittag, als Amaryllis Winter in das Büro ihres Kollegen ging, um ihn über die Resultate ihrer Nachforschungen zu informieren. Falk saß an seinem Schreibtisch und wirkte nervös.

„Ich habe mit den beiden Polizisten gesprochen, die die Aktionstage in den drei Schulen durchgeführt haben. Ihnen ist nichts Besonderes aufgefallen, die Kinder waren so kooperativ, wie man es von Teenagern und Vorpubertierenden erwarten kann. Beide haben keine Vorstellung, wie unser Täter an die Daten der Veranstaltungen gekommen sein könnte, denn die hätte er gebraucht, um sich als falscher Polizist auszugeben und die Mädchen ein paar Tage beziehungsweise Wochen später auf der Straße anzusprechen und unter dem Vorwand mitzunehmen, ihnen Näheres zu dem Aktionstag zu erklären."

„Stopp!", unterbrach Falk den Redefluss seiner Kollegin. „Woher willst du wissen, dass der Täter oder seine Komplizin die Mädchen unter diesem Vorwand angesprochen hat?"

„Ich habe haarscharf kombiniert", erklärte Amaryllis schlicht. „Wenn die Aktionstage der Polizei in Zusammenhang mit dem Verschwinden der Mädchen stehen, kann es nicht anders gewesen sein, oder hast du eine andere Idee?"

Falk überlegte kurz und nickte dann. „Du hast Recht, theoretisch kann es nur so gewesen sein, wenn die Aktionstage etwas mit unseren Fällen zu tun haben, und die Betonung liegt auf ‚wenn'. Bliebe in dem Fall die Frage, wie der oder die Täter an die Daten der Polizei gekommen ist, wann die Tage stattfinden."

„Das ist eine gute Frage. Allzu schwer dürfte es aber nicht gewesen sein. Nimm einen gewöhnlichen Nachnamen wie

Müller oder Schmidt, ruf bei einer Schule an, gib dich als besorgtes Elternteil aus und frag, ob nicht so ein Aktionstag geplant ist. Da hier keine großartigen dem Datenschutz unterliegenden Namen oder Adressen herausgegeben werden und die Schulsekretärin in der Schnelle der Zeit kaum nachsehen wird, ob es wirklich einen oder eine Müller oder Schmidt in den entsprechenden Klassen gibt, sollte es nicht schwer sein, an die Infos zu kommen." Amaryllis machte eine abwertende Handbewegung. „Und wenn es an einer Schule nicht klappt, dann ruft man eben die nächste an."

„Ja, das wäre möglich", stimmte Falk ihr zu. „Allerdings gibt es noch eine andere Möglichkeit, wie der Täter an die Daten gekommen sein könnte."

„Du meinst immer noch, dass es kein Außenstehender, sondern ein Polizeibeamter ist, der die Morde verübt hat." Amaryllis schüttelte den Kopf. „Beide Beamte, die bei den Aktionstagen vor Ort waren, haben wasserdichte Alibis für die Tage, an denen die Mädchen verschwunden sind bis hin zu den Tagen, an denen sie gefunden wurden. Es war niemand von uns."

„Immerhin, eine gute Nachricht. Wir setzen ein paar Kollegen darauf an, die Theorie zu überprüfen, dass der Täter Blindanrufe an Schulen getätigt hat, um herauszufinden, wann und wo Aktionstage der Polizei stattfinden." Falk von Heeren machte ein besorgtes Gesicht. „Ich habe allerdings eine schlechte Nachricht. Wie schlecht sie ist, müssen wir abwarten."

Der Hauptkommissar zog einige Blätter Papier aus einem Stapel auf seinem Schreibtisch.

„Das sind die WhatsApp-Protokolle von Paula Elhaus' Handy. Außer der letzten Nachricht gibt es wenig Chats, in denen sie ihren Vater oder ihre Eltern überhaupt erwähnt, und keine weiteren, die darauf schließen lassen, dass sie Angst vor ihrem Vater hatte."

Amaryllis sah ihn verwundert an. „Das sind gute Nachrichten, wir halten den Mann für unschuldig und die Protokolle bestätigen das eher, als dass sie uns Grund zur Sorge geben."

„Wenn es so einfach wäre", Falk seufzte. „Ich habe im Verlaufe des Vormittags mehrfach versucht, Peter Elhaus oder seine Frau zu erreichen. Beide Handys sind ausgeschaltet. Also habe ich die Kollegen angerufen, die Peter Elhaus überwachen sollen. Der Mann hat seine Wohnung angeblich seit vorgestern nicht verlassen. Zu blöd nur, dass sie niemanden angetroffen haben, als sie auf meine Bitte hin geklingelt haben."

„Die Elhaus' könnten zu Hause sein und schlicht keine Lust oder Kraft mehr haben, mit der Polizei zu sprechen", vermutete Amaryllis. „Immerhin wurde ihr einziges Kind ermordet."

„Das wäre verständlich, aber gleichzeitig die Handys ausschalten? Ich würde wissen wollen, ob die Polizei den Mörder meines Kindes geschnappt hat. Und ich würde es ungern einen Tag später aus der Zeitung erfahren." Falk schüttelte den Kopf. „Nein, ich befürchte, die beiden haben das Weite gesucht. Was sie im illustren Kreis unserer Verdächtigen auf den Spitzenplatz bringt. Was nicht viel heißt, da wir keine weiteren Verdächtigen haben."

Amaryllis überlegte einen Moment. „Hast du schon bei der Staatsanwaltschaft angerufen?"

„Ja, aber die Aussicht, dass wir einen Durchsuchungsbefehl für die Wohnung der Elhaus' bekommen, ist gering. Bislang besteht kein ausreichender Tatverdacht." Falk betrachtete die Blätter auf dem Schreibtisch. „Außer einer einzigen WhatsApp-Nachricht und der Tatsache, dass Peter Elhaus vor langer Zeit wegen seines aufbrausenden Temperaments verurteilt wurde, gibt es keinen Anhaltspunkt, dass er oder beide Elternteile etwas mit dem Verschwinden der drei Mädchen zu tun haben könnten."

„Peter Elhaus hat kein überzeugendes Alibi für den Zeitraum, als Amina Rehan verschwunden ist", bemerkte Amaryllis. „Und beide sind nicht zu erreichen bzw. haben ihre Wohnung heimlich verlassen, genau zu dem Zeitpunkt an dem Fiona Voss verschwunden ist. So gering ist die Beweislage gegen die Elhaus' gar nicht, ich habe schon Durchsuchungsbefehle für weniger durchgesetzt."

„Stimmt", gab Falk ihr recht. „Ich mache noch mal Druck bei der Staatsanwaltschaft. Allerdings muss ich zugeben, dass ich selten so unschlüssig war, was einen Verdächtigen angeht. Irgendwie bin ich weiterhin überzeugt, dass Peter Elhaus unschuldig ist, auch wenn immer mehr Fakten gegen ihn sprechen. Wahrscheinlich hätten wir ihn doch mit der WhatsApp-Nachricht konfrontieren sollen, in der Paula schreibt, dass sie Angst vor ihm hat."

„Wir haben uns aus guten Gründen dagegen entschieden, damit müssen wir leben. Vielleicht sollten wir Elvira Elhaus genauer unter die Lupe nehmen", schlug Amaryllis vor. „Immerhin wurde Amina mit einer Frau gesehen. Auch wenn ihre DNA-Probe nicht mit der übereinstimmt, die bei Amina gefunden wurde, heißt das nicht, dass Elvira Elhaus nicht die Frau ist, mit der Amina gesehen wurde. Sofia Richtling hat die Frau als groß und schlank beschrieben, beides passt auf Elvira Elhaus."

„Und auf Millionen andere Frauen", erklärte Falk. „Aber du hast recht, wir dürfen nichts unversucht lassen und sollten einen Kollegen beauftragen, die Mutter von Paula Elhaus genauer unter die Lupe zu nehmen."

Amaryllis Winter sah auf ihre Uhr und holte tief Luft. „Könntest du das übernehmen? Ich weiß, es ist der ungünstigste Moment, früher Schluss zu machen, aber meine Eltern kommen heute aus New York und Nikolas müsste sie allein vom Flughafen abholen, wenn ich mich jetzt nicht aufmache."

Falk sah seine Partnerin entgeistert an. „Dass ich den Tag noch erlebe! Amaryllis Winter, auch liebevoll CSI New York von ihren Kollegen genannte, die mit ihrem Job verheiratete, arbeitssüchtige Hauptkommissarin zeigt eine menschliche Regung. Du musst Nikolas sehr lieben, dass du für ihn mitten in den Ermittlungen zum Flughafen fährst, damit er deine Eltern nicht allein kennenlernen muss."

Amaryllis verzog das Gesicht. „Ein einfaches Ja hätte es auch getan."

23.

Jayashree Winter saß auf der cremefarbenen Couch im Wohnzimmer ihrer Tochter und hielt ein Rotweinglas in der Hand. Amaryllis versuchte, an der Miene ihrer Mutter deren Gemütszustand abzulesen. Die Veränderungen, die sich seit dem letzten Besuch ihrer Eltern in Berlin in Amaryllis' Leben ergeben hatten, waren enorm und sie hätte einiges darum gegeben zu wissen, wie ihre Mutter dazu stand.

Weder ihr Vater noch ihre Mutter hatten bislang das umgebaute Haus gesehen, noch hatten sie ihren Freund kennengelernt, dazu war Amaryllis schwanger, ohne verheiratet zu sein, ein Zustand, der beiden Elternteilen ein Dorn im Auge sein würde, so viel stand fest. Bei ihren Telefonaten, als Amaryllis die Neuigkeiten ihren Eltern mitgeteilt hatte, hatten diese sich zurückhaltend geäußert und nicht erkennen lassen, ob sie enttäuscht von ihrem einzigen Kind waren. Die Stunde der Wahrheit war gekommen und obwohl Amaryllis eine erwachsene Frau war, musste sie zugeben, dass sie sich nicht davon freimachen konnte, was ihre Eltern dachten. Nikolas Kretschmann hatte sich nach einem gemeinsamen Abendessen, bei dem viel gelacht worden war, höflich verabschiedet und sie wartete nun auf das Urteil ihrer Mutter. Und es war klar, dass ihre Mutter, der dominierende Part in der Ehe ihrer Eltern, dieses sprechen würde.

Ihre Mutter nahm einen großen Schluck Rotwein und sah ihre Tochter an. „Nikolas ist ein wunderbarer Mann. Ich kann nur sehr hoffen, dass du ihn mit deiner Arbeitswut und deinem Ehrgeiz nicht vergraulst."

Amaryllis spürte das Gefühl, sich verteidigen zu müssen, in sich aufsteigen. „Willst du damit sagen, dass ich Schuld am Scheitern meiner Ehe mit Max hatte?", fragte sie leicht schnippisch. „Darf ich dich daran erinnern, dass er mich betrogen hat. Mit meiner besten Freundin!"

„Ganz ruhig, das habe ich mit keinem Wort gesagt. Ihr wart nicht füreinander bestimmt, und die Tatsache, dass du deine Arbeit mehr geliebt hast als Max, hat das Ende eurer Ehe beschleunigt. Im Nachhinein könnte man fast von einem Glücksfall reden, immerhin hattet ihre keine gemeinsamen Kinder, die unter der Trennung gelitten hätten", sagte Jaya lächelnd. „Aber Nikolas und du, das könnte etwas Besonderes sein, da ist eine Selbstverständlichkeit zwischen euch, wie man sie bei Paaren nicht oft sieht. Leider ist das allein kein Garant für ewiges Liebesglück, auch so eine Beziehung erfordert Arbeit, das ist alles, was ich sagen will."

„Ich weiß", gab Amaryllis ihrer Mutter deutlich milder gestimmt recht. „Aber ich will auf meine Karriere nicht gänzlich verzichten."

„Das musst du auch nicht, du solltest nur manchmal Nikolas und euer Baby an die erste Stelle setzen", riet ihr Jayashree.

„Ihr solltet heiraten", mischte sich ihr Vater unerwartet in das Gespräch ein. „Für das Kind ist es besser und auch für die Finanzen."

„Dein Vater ist und bleibt ein hoffnungsloser Romantiker“, stellte Jayashree mit einem missbilligenden Blick auf ihren Mann fest.

„Du hast doch selber im Flugzeug gesagt, dass du sehr hoffst, dass dein Enkelkind in einer vernünftigen Familie und nicht in so einem modernen Schnickschnack aufwächst“, zog Siegfried Winter seine Frau auf.

„Geschwätzig wie ein Waschweib, dieser Mann“, murmelte Amaryllis’ Mutter so laut, dass jeder im Raum es hören könnte, dann sah sie ihre Tochter an. „Natürlich musst du nicht heiraten, wenn Nikolas nicht der Richtige ist, aber wenn er es ist, solltet ihr es nicht ausschließen, nur weil es nicht mehr modern ist zu heiraten.“

„Oder weil ich schon eine geschiedene Ehe hinter mir habe“, fügte Amaryllis an, die sich sehr lebhaft an den Schmerz und die nicht aufhören wollende Unsicherheit, wie ihr so sorgsam geplantes Leben weitergehen solle, nach der Trennung von ihrem ersten Mann erinnerte. Nikolas Kretschmann hatte ebenfalls eine gescheiterte Ehe hinter sich und Amaryllis wusste, dass auch er eine neue langfristige Bindung nur vorsichtig eingehen wollte.

„Wir müssen uns erst mal richtig kennenlernen. Es ging alles so schnell“, sagte sie und warf ihren Eltern einen warnenden Blick zu. „Spart euch jeden Kommentar und jede Belehrung über mein Alter und wie so etwas passieren konnte!“

„Hier wird einem auch der kleinste Spaß verdorben“, bemängelte ihr Vater gut gelaunt. „Ich hatte mir eine ganze Reihe von Fragen zu dem Thema überlegt. Aber gut, reden wir über etwas anderes. Der Umbau des Hauses ist wirklich gelungen. Ich hatte mit dem Schlimmsten gerechnet und dass der Charme der alten Villa komplett verloren geht. Aber der

Architekt, den ich dir empfohlen hatte, scheint sich gelohnt zu haben.“ Er nickte seiner Tochter zustimmend zu. „Ich hoffe, die neuen Mieter sind solvent.“

„Natürlich! Ich habe mir ihre Kontoauszüge seit der Kommunion zeigen lassen und habe darauf geachtet, dass sie niemals im Minus waren“, versicherte seine Tochter ihm spöttisch.

„Wir können uns gerne doch über die nicht geplante Schwangerschaft austauschen“, konterte ihr Vater und Amaryllis merkte, wie sehr sie ihre Eltern vermisst hatte.

„Ihr solltet öfter nach Berlin kommen“, sagte sie. „Leider stecke ich gerade mitten in einem brisanten Fall, ich werde in den nächsten Tagen nicht sehr viel Zeit für euch haben.“

„Als wären wir keinen Kummer gewöhnt“, antwortete ihre Mutter.

„Der Fall ist leider von großem Medieninteresse, wir stehen unter enormem Druck.“ Amaryllis zuckte mit den Schultern. „Job ist Job, hat Papa früher immer gesagt, wenn er mal wieder wochenlang in der Botschaft war, weil es eine diplomatische Krise zu bewältigen galt.“

Bei der Erwähnung des Medieninteresses spürte Amaryllis, wie sie bereits die Schlagzeilen der Zeitungen des nächsten Tages fürchtete. Ein weiteres Mädchen war verschwunden, das dritte innerhalb von knapp zwei Wochen. Zwei der Teenager waren bereits brutal zugerichtet aufgefunden worden, und das an Plätzen, die nicht publikumswirksamer hätten sein können. Die Mörder hatten Angst und Schrecken über Berlin gebracht und offenbar war genau dies ihre Absicht gewesen. Aber warum? Keines der Mädchen war sexuell missbraucht worden, die Taten schienen von langer Hand geplant worden zu sein, die Opfer sorgsam nach ihrem Alter ausgewählt. Welches Motiv hatte dieses merkwürdige, undurchsichtige Duo, das gemeinsam Kinder entführte und ermordete? Und warum schien einer der Täter plötzlich nicht mehr vollkommen überzeugt von seinen Taten zu sein?

24.

Die Schlagzeilen der Zeitungen am nächsten Morgen waren verheerend, genau wie Amaryllis Winter befürchtet hatte. Die Kommissarin saß am Frühstückstisch und blätterte durch diverse Blätter, die sie an einem Kiosk am Ende ihrer morgendlichen Joggingrunde gekauft hatte, als ihr Vater die Küche betrat.

„Jetlag", sagte er entschuldigend und setzte sich an den Tisch. „Hast du einen starken Kaffee für mich, dann werde ich versuchen, den Tag durchzustehen, damit ich heute Nacht besser schlafen kann."

„Natürlich", Amaryllis stand auf und machte ihrem Vater einen frischen Kaffee. Sie selber trank wegen der Schwangerschaft fast ausschließlich entkoffeinierten Kaffee, was ihr derartig schlechte Laune bereitete, dass sie schon überlegt hatte, ganz auf ihr Lieblingsgetränk zu verzichten.

„Schwieriger Fall?", fragte Siegfried Winter mit Blick auf die Zeitungen auf dem Tisch.

„Allerdings", sagte Amaryllis. „Wir haben nicht mal eine Idee, wer der Täter sein könnte und was ihn antreibt. Wahrscheinlich haben wir es sogar mit zwei Tätern zu tun."

„Kein Verdächtiger?“, fragte ihr Vater erstaunt. „Wenn jemand drei Mädchen innerhalb kürzester Zeit entführt, müsste er doch einen Fehler machen. Du hast früher immer gesagt: ‚Das perfekte Verbrechen gibt es nicht. Jeder Täter macht einen Fehler, nur manchmal hat er nichts mit dem Verbrechen zu tun.“

Amaryllis sah ihren Vater nachdenklich an. „Hört sich verdammt nach allwissendem Polizeischüler ohne echte Erfahrung an“, erklärte sie dann lachend.

„Ich habe das geglaubt!“, warf ihr Vater ihr mit gespielter Empörung vor. „Jetzt muss ich in meinem hohen Alter mit der Enttäuschung fertigwerden, dass mein geliebtes Kind nur eine Blenderin ist!“

Er stand auf und gab seiner Tochter einen Kuss. „Ich lasse dich in Ruhe ermitteln und setze mich mit meinem Buch ins Wohnzimmer. Ein unheimlich spannender Thriller über ein Verbrechen, bei dem alle wissen, dass mehrere Menschen ermordet wurden, aber die Leichen werden nicht gefunden.“

Amaryllis sah ihrem Vater nach, der einen Bademantel trug und mit seinem Kaffee in der Hand aus der Küche ging. *Wir finden die Leiche von Fiona Voss, die Frage ist nur, wann?*, dachte sie und seufzte.

Sie stand auf und schüttete sich einen „echten“ Kaffee ein. *Baby hin oder her*, rechtfertigte sie sich in Gedanken. Ich brauche jede Unterstützung für die Lektüre der Zeitungen, die ich bekommen kann.

Die schlimmste Schlagzeile hatte ein Boulevardblatt verfasst, dessen Titelseite fast gesamt schwarz eingefärbt war, darüber prangte in großen weißen Buchstaben ein einziges Wort: „Nichts“.

Leider fasste dies die bisherigen Ergebnisse, die die SOKO „Kollwitzplatz“ vorzuweisen hatte, ziemlich perfekt zusammen. Amaryllis seufzte und schlug die Zeitung auf. Neben einer minutengetreuen Dokumentation der Ereignisse gab es ein Interview mit einem Privatermittler, der zum Besten gab, welche Fehler die Polizei seiner Meinung nach machte. Zusätzlich hatten die Journalisten zwei Mitglieder des Vereins für mehr Schutz von Kindern und härtere Strafen für die Täter befragt. Die Kommissarin erkannte eine der beiden Frauen auf dem Foto wieder, die sie vor einigen Tagen am Kollwitzplatz mit ihren Plakaten gesehen hatten.

Am Ende des Artikels hatte der Verfasser einige Fakten zu dem Verein zusammengetragen. Er war vor über 15 Jahren von zwei Frauen gegründet worden, deren Kinder einem Verbrechen zum Opfer gefallen waren. Die Täter waren in beiden Fällen wegen verminderter Straffähigkeit nur zu geringen Strafen verurteilt worden. Einer von beiden war nach Verbüßung seiner Strafe in einer psychiatrischen Anstalt untergebracht worden, wo er sich immer noch befand. Der andere war freigekommen und in den darauffolgenden Jahren immer wieder straffällig geworden. Derzeit saß er wieder im Gefängnis.

Amaryllis spürte tiefes Mitleid mit den Frauen und ihren Familien, aber sie wusste, dass es diese Form der Ungerechtigkeit auch im besten Rechtssystem der Welt immer wieder geben würde. „Was kein Grund ist, nicht dagegen aufzubegehren, um vielleicht wenigstens etwas zu verändern“, sagte sie leise zu sich selber.

Die Kommissarin betrachtete das Bild der beiden Frauen nachdenklich. Die Bestrafung der Täter gehörte nicht zu ihrem Job als Kommissarin, aber es hatte sie oft belastet, dass einige der von ihr überführten Kriminellen ihrer gerechten Strafe entgingen. Sie hatte unfassbare Grausamkeiten gesehen und die Vorstellung, dass diese wegen Verfahrensfehlern, zu Unrecht gesicherten Spuren oder eben wegen verminderter Schuldfähigkeit nicht geahndet wurden, machte ihr den Verein, der für mehr Gerechtigkeit in diesem Bereich kämpft, sympathisch. Vielleicht mussten die Mitglieder zu derart reißerischen Sätzen wie „Unsere Kinder sind nicht sicher“ oder „Wer Kinder tötet, muss durch dieselbe Hölle gehen wie die Eltern der Toten“ greifen, um sich in der schnelllebigen Welt, in der sie lebten, überhaupt Gehör zu verschaffen.

25.

Die Stimmung in der Mordkommission war gereizt, als Amaryllis durch den langen Flur zu ihrem Büro lief. Sie hörte Hubert Neustädt, den Leiter der Mordkommission, in seinem Büro brüllen, zwei Kollegen standen mit ernsten Mienen im Gang und unterhielten sich leise.

„Ich würde nicht mal in die Nähe des Büros gehen, Neustädt hat sich alle Zeitungen bringen lassen und schreit seitdem jemanden am Telefon an“, warnte sie einer der Beamten leise.

„Danke“, sagte Amaryllis und warf einen zweifelnden Blick auf die Bürotür ihres Chefs. „Ich befürchte, wenn er da drinnen fertig ist, wird er Falk und mich suchen, finden und zur Schnecke machen. Wie immer muss jemand, der nicht er selber ist, schuld sein. Ist doch immer schön, wenn man Fußabtreter spielen darf.“

Die Hauptkommissarin ging in ihr Büro und hatte kaum ihren Mantel ausgezogen, als ihre Prophezeiung eintrat. Jemand klopfte mit großer Wucht an ihre Tür und trat ein, ohne auf eine Antwort zu warten.

„Warum gibt es keinen Durchsuchungsbefehl für die Wohnung der Familie Elhaus?“, wollte Hubert Neustädt wissen, dessen Gesicht eine unnatürlich rote Färbung aufwies.

„Weil es außer einer einzigen WhatsApp-Nachricht seiner Tochter keinen Hinweis darauf gibt, dass der Mann etwas mit dem Verschwinden der drei Mädchen zu tun haben könnte“, erwiderte Amaryllis ruhig.

„Der Mann ist vorbestraft, verschwunden und hat kein Alibi für den Tag als Amina Rehan entführt und ermordet worden ist“, schnauzte Neustädt zurück. „Was mehr braucht dieser verfluchte Staatsanwalt?“

„Ich habe gestern nochmals nachgefragt, bislang sicht dic Staatsanwaltschaft keinen dringenden Tatverdacht. Ihre Frage nach dem Motiv, das Elhaus’ haben könnte, neben seiner eigenen Tochter zwei ihm vollkommen fremde Mädchen zu entführen und mindestens eine von ihnen zu töten, ist nicht gänzlich unberechtigt“, sagte Falk von Heeren, der nach Hubert Neustädt ins Zimmer getreten war.

„Wissen diese Idioten, dass Elhaus und seine Frau verschwunden sind?“, wollte der Leiter der Mordkommission gereizt wissen.

„Ja, das weiß die Staatsanwaltschaft. Allerdings gab es keine Anweisung oder Bitte an Herrn oder Frau Elhaus, jederzeit verfügbar zu sein. Daher können die beiden machen, was sie wollen. Es wäre verständlich, wenn sie weg aus der Wohnung wollten, wo sie mit ihrer Tochter gewohnt haben“, erklärte Falk. „Sie wären nicht die ersten Eltern, die es dort nach dem Tod ihres Kindes nicht mehr aushalten.“

„Die beiden sind die einzigen Verdächtigen, die wir haben!“, schnaubte Neustädt. „Wir müssen diesen unsäglichen Presseartikeln etwas entgegenhalten, sonst sehen wir aus wie die letzten Versager!“

„Wenn wir ein Elternpaar, das seine Tochter verloren hat, ohne stichhaltige Beweise zu Verdächtigen machen, dann sind wir Versager“, bemerkte Amaryllis, was ihr einen bösen Blick ihres Chefs einbrachte.

„Wie weit sind wir im Fall Fiona Voss?“, wollte er nun wissen. „Gibt es Zeugen, die das Mädchen gesehen haben? Hatte sie Probleme zu Hause? Vielleicht ist wenigstens sie abgehauen?“

„Es wurden alle Schulkameraden, Freunde und die Eltern ausführlich befragt“, antwortete Falk. „Nichts. Genau wie die Zeitung es berichtet hat.“

„Wie ist es möglich, dass drei Mädchen auf dem Heimweg von der Schule verschwinden und niemand sieht etwas?“ Neustädt ließ sich in einen Stuhl fallen und trommelte mit den Fingern auf die Tischplatte. „Wenn wir nicht bald eine Spur finden, müssen wir die großen Kanonen auffahren.“

„Eine Fernsehfahndung ist immer schwierig“, zweifelte Falk den Erfolg der Maßnahme an, die der Leiter der Mordkommission mit seinen Worten nur gemeint haben konnte. „Erfahrungsgemäß gibt es im Anschluss Hunderte von Hinweisen, die sich fast alle als falsch herausstellen, aber unglaublichen Zeitaufwand bei der Abarbeitung erfordern.“

„Die Betonung liegt auf fast!“, bemerkte Hubert Neustädt spitz. „Vielleicht ist der eine Hinweis dabei, den meine beiden hochbezahlten Hauptkommissare übersehen haben! Es gab auch schon Fernsehfahndungen, die ein voller Erfolg waren.“

„Vielleicht. Vielleicht auch nicht. Wie Sie meinen, Chef.“ Falk zuckte mit den Schultern und sah Amaryllis an.

Sie wusste, dass ihr Kollege innerlich kochte, denn wie immer ging es Neustädt nur darum, in der Presse möglichst gut wegzukommen. Wahrscheinlich sah sich ihr Vorgesetzter bereits in einem Fernsehstudio vor laufender Kamera mit wichtiger Miene einen Aufruf an die Bevölkerung machend, der den entscheidenden Hinweis bringen würde.

„Ich werde heute nochmals mit dem neuen Polizeipsychologen Dr. Justus sprechen“, erklärte Amaryllis zur offensichtlichen Überraschung der beiden Männer im Raum. „Wir sollten unser Augenmerk auf die Fundorte der Leichen lenken. Sowohl Amina als auch Paula wurden an sehr bekannten und beliebten Plätzen in Berlin gefunden. Plätze, die vor allem von jungen Familien frequentiert werden. Vielleicht kommen wir so dem Motiv des Täters auf die Spur. Und wenn wir das kennen, finden wir ihn auch.“

Amaryllis machte eine kurze Pause, bevor sie anfügte: „Oder genauer gesagt, wir finden die Täter. Wir sollten nicht vergessen, dass wir DNA-Spuren von einer Frau und einem Mann an den Leichen gesichert haben. Außerdem waren am Mord von Paula zwei Personen beteiligt. Die Tatsache, dass wir es offenbar mit einem Duo zu tun haben, ist ungewöhnlich, daher werde ich mit Dr. Justus besprechen, ob das Motiv vielleicht ebenso ungewöhnlich sein könnte. Kapitalverbrechen geschehen für gewöhnlich aus Rache, Habgier, enttäuschter Liebe oder sexuellen Motiven. Nichts davon scheint hier zuzutreffen.“

Hubert Neustädt überlegte diesmal, bevor er sprach. „Hört sich für mich nicht nach einem Knüller an, aber schlimmer als die Ermittlungen bisher laufen, kann es nicht mehr werden. Machen Sie das.“ Er wandte sich Falk zu. „Und Sie? Schon Pläne für diesen schönen Tag, oder lassen Sie es erst mal ruhig angehen?“

Falk holte tief Luft. „Ich dachte, ich schaue, ob ich drei Mantrailer organisieren kann, die wir auf die Spuren der Mädchen ansetzen. Sie wissen sicher, diese Hunde können anhand eines Kleidungsstücks vermisste Personen über

Kilometer verfolgen. Auch wenn zwei der Mädchen bereits tot sind, sollten die Hunde ihre Spuren trotzdem verfolgen können und uns an den Ort führen, wo sie gefangen gehalten und getötet wurden. Dort sollten wir dann auch Fiona Voss finden!“

„Sehr gute Idee!!“ Hubert Neustädt schien tatsächlich beeindruckt zu sein. „Könnte von mir sein.“ Er stand auf und ging zur Tür. „Vielleicht legen Sie mir heute Abend zur Abwechslung mal ein Ergebnis Ihrer Ermittlungen auf den Schreibtisch.“

Nachdem der Leiter der Mordkommission die Tür hinter sich zugeschlagen hatte, warf Amaryllis ihrem Kollegen einen kritischen Blick zu. „Mantrailer, ernsthaft?“

„Ich bin doch nicht verrückt geworden“, lachte Falk. „Die Berliner Polizei hat nicht mal drei Mantrailer, aber nachdem du so geglänzt hast, wollte ich nicht dastehen wie ein Nichtsnutz.“

Der Kommissar stand auf und ging zur Tür. „Aber mal ernsthaft, ich werde sehen, ob ich die Familie Elhaus aufspüren kann und mich um die Suche nach Fiona Voss kümmern. Am Ende sind die Mantrailer keine schlechte Idee. Wenn ich es recht überlege, ist meine Idee sogar mal wieder brillant. Es gibt genügend Rettungsstaffeln außerhalb der Polizei, die uns solche Hunde zur Verfügung stellen können. Ich kümmere mich sofort darum.“

„Wenn sich dein Ego in Fahndungserfolge ummünzen lassen würde, bräuchten wir für die Lösung unserer Fälle nur wenige Stunden“, schmunzelte Amaryllis. „Machen wir uns an die Arbeit.“

26.

Dr. Sven Justus saß an seinem Schreibtisch, als Amaryllis das Büro betrat.

„Frau Winter", grüßte er sie herzlich. „Ich habe gerade heute Morgen an Sie gedacht. Ich habe die Akten der Fälle Rehan, Elhaus und Voss mehrfach durchgelesen und alle Details aus den Obduktionsberichten immer und immer wieder geprüft, leider ergibt sich kein eindeutiges Täterprofil." Er schüttelte bedauernd den Kopf. „Haben Sie neue Erkenntnisse? Vielleicht kommen wir dann weiter. Aber erst mal trinken wir einen Kaffee!"

Bevor Amaryllis antworten konnte, war er schon aufgestanden und ging zur Kaffeemaschine. „Ich habe ganz wundervolle Muffins mitgebracht. Ich hoffe, Sie haben Hunger."

„Was können Sie bislang über den Täter sagen?", fragte Amaryllis den Psychologen ungeduldig, nachdem beide mit einer Tasse Kaffee und einem Muffin an seinem Schreibtisch saßen.

Dr. Justus überlegte einen Moment, bevor er sprach. „Oberflächlich betrachtet gibt es einige Gemeinsamkeiten bei den drei Fällen: Alle Mädchen wurden auf dem Heimweg von der Schule nach Hause entführt. Amina Rehan und Paula Elhaus wurden mit der gleichen Eisenstange erschlagen und ihre Leichen kurz darauf an öffentlichkeitswirksamen Plätzen abgelegt. Gehen wir vom schlimmsten Fall aus, dass auch Fiona Voss ermordet wird oder wurde, ist es wahrscheinlich, dass sie ebenfalls an einem derartigen Ort gefunden werden wird."

„Man könnte meinen, der Täter möchte uns damit etwas sagen", sprach Amaryllis ihre früheren Überlegungen aus.

„Davon ist auszugehen", stimmte ihr der Psychologe zu. „Aber genau da sehe ich das Problem. Amina Rehan ist von einem Mann mit großer Wut getötet worden. Sie wurde zwar vorher mit Beruhigungsmitteln sediert, aber dennoch hat dieser Mann laut Obduktionsbericht mit einer Kraft und einem Zorn auf sie eingeschlagen, dass man eigentlich von einem persönlichen Motiv ausgehen muss."

„Sie meinen, dass er sich zum Beispiel an dem Mädchen rächen wollte oder sie ihn verärgert hat?", fragte Amaryllis.

„Ja, etwas in der Art. Möglich wäre auch ein Streit. Bei Paula Elhaus sieht die Sache anders aus. Auch sie wurde laut Dr. Hüther sediert, aber der Mann hat diesmal fast zögerlich zugeschlagen. So zögerlich immerhin, dass seine Komplizin Sorge hatte, das Mädchen könne noch leben und selber Hand angelegt hat. Ein persönliches Motiv, wie die eben genannten scheidet hier fast aus. Der Eindruck könnte entstehen, dass diesmal einfach irgendein Mädchen umgebracht werden sollte, um ihre Leiche medienwirksam in Berlin abzulegen."

„Vielleicht morden die beiden gemeinsam, haben aber unterschiedliche Motive", überlegte Amaryllis laut.

„Ich habe ausführlich recherchiert. Täter, die gemeinsam morden, aber unterschiedliche Motive haben, das wäre so gut wie einmalig in der deutschen Kriminalgeschichte", entgegnete Dr. Justus. „Es ist schon selten genug, dass zwei Menschen gemeinsam morden, zumindest außerhalb des organisierten Verbrechens und darauf deutet in diesen Fällen nichts hin, oder? Nein, ich habe eine andere Theorie."

Amaryllis sah den Psychologen gespannt an, der nachdenklich seine Kaffeetasse betrachtete.

„Es ist eine Theorie, bitte nageln Sie mich nicht darauf fest", erklärte Sven Justus schließlich. „Ich könnte mir vorstellen, dass wir es nur mit einem Haupttäter zu tun haben und das dürfte die Frau sein. Der Mann ist ihr Handlanger und führt ihre Befehle aus."

Die Kommissarin brauchte einen Moment, um das Gehörte zu überdenken. „Aber warum sollte jemand einem anderen Menschen bei einem Mord helfen? Selbstverständlich gibt es Auftragskiller, aber da liegt der Fall anders, sie übernehmen einen Mord und werden dafür fürstlich entlohnt, damit der Auftraggeber sich selber nicht die Finger schmutzig machen muss. In unseren Fällen waren aber beide Täter zumindest am Mord von Paula Elhaus aktiv beteiligt."

„Mir schwebt eine etwas andere Variante vor, die gar nicht so selten vorkommt", erklärte Dr. Justus. „Einer der Täter ist dem anderen hörig. Das würde einiges erklären."

Amaryllis erkannte sofort die Berechtigung dieser Theorie. Es gab einige Fälle, bei denen ein Täter sich die Abhängigkeit einer anderen Person zunutze gemacht hatte. Sie erinnerte sich lebhaft an den Fall der „Schwarzen Witwe", die mehrere Ehemänner von einem ihr hörigen Mann hatte umbringen lassen.

„Das könnte erklären, warum der Mann bei dem ersten Opfer so aggressiv zugeschlagen hat. Vielleicht hat er in Amina Rehan eine Bedrohung gesehen. Er könnte befürchtet haben, dass das Mädchen seine Partnerin für sich haben wolle, sie ihm wegnehmen könne“, sagte Amaryllis. „Aber warum hat er sich von Paula Elhaus nicht oder nicht so sehr bedroht gefühlt?“

„Es gibt viele Formen von Hörigkeit, es muss nicht unbedingt eine sexuelle oder romantische Abhängigkeit sein. Im Gegenteil, ich glaube, wenn meine Vermutung stimmt, dass es sich um eine andere Form der emotionalen Abhängigkeit handelt“, entgegnete der Psychologe.

„Und was für eine Form wäre das?“, fragte Amaryllis.

„Wie gesagt, ich vermute derzeit nur, ich habe keine Fakten in den Akten der Fälle gefunden, die all das untermauern würden“, mahnte Dr. Justus. „Einer der beiden Täter könnte aus einem schwierigen, lieblosen Elternhaus kommen, frühkindliche Ablehnung prägt einen Menschen für das ganze Leben. Eine sehr strenge Erziehung könnte ebenfalls eine Rolle spielen.“ Er schüttelte den Kopf. „Es gibt so viele Dinge, die einen Menschen in die Hörigkeit treiben können, es wäre unprofessionell, hier eine Ferndiagnose zu stellen.“

Es war eine ganze Weile still im Büro des Polizeipsychologen, bevor Amaryllis Winter das Wort ergriff.

„Wenn man alle Fakten des Falles in Bezug zu unseren Theorien stellt, käme folgendes Szenario dabei heraus: Eine Frau, von der wir annehmen, dass sie sich als Polizistin ausgibt, spricht Mädchen an und entführt sie. Sie bringt sie an einen Ort, wo ihr Partner auf sie wartet. Dieser Partner fühlt sich aufgrund seiner Abhängigkeit von der Frau von den Mädchen bedroht und erschlägt sie. Offenbar ist es das, was die Frau will. Im Anschluss bringt sie die Leichen an medienwirksame Plätze in Berlin, wo sie gefunden werden. Die Fundorte sollen etwas bedeuten, sollen der Öffentlichkeit etwas sagen. Allerdings ist bei dem zweiten entführten Mädchen, Paula Elhaus, etwas schiefgelaufen. Der Mann hat sich eventuell nicht bedroht genug von dem Kind gefühlt, Paula war immerhin ein ganzes Stück jünger als Amina. Er schlägt nicht fest genug zu und die Frau muss den Rest erledigen."

Die Kommissarin holte tief Luft und sah Dr. Justus an, der mit den Schultern zuckte. „Ich persönlich halte das für möglich, aber außer den Laborergebnissen der Obduktion, dass Amina von einem Täter und Paula von zwei Tätern erschlagen wurde, haben wir nicht viel, was diese Aussage stützt", sagte er.

„Und selbst wenn die Theorie stimmt, gibt uns das keinen Hinweis darauf, wo wir nach den Tätern suchen sollen." Amaryllis konnte die Frustration in ihrer Stimme hören. „Unser einziger Ansatz ist momentan der Fundort der Leichen, mit dem der Täter uns etwas sagen will, aber was? Haben Sie eine Idee?"

Dr. Justus zögerte einen Moment und deutete auf eine Aktenmappe auf dem Tisch. „Manchmal ist es am besten, den ersten Gedanken weiterzuverfolgen. Wenn man sämtliche Details betrachtet, ergibt sich ein unklares Bild. Lassen wir also einfach mal alle eben genannten Theorien außer Betracht, um die Frage nach dem Motiv für die Fundorte der Leichen zu beantworten. Woran denken Sie als Erstes, wenn Sie Kollwitzplatz am Prenzlauer Berg und Winterfeld Markt in Wilmersdorf hören?"

„Familie, Wochenende, Kinder, heile Welt", antwortete Amaryllis.

„Genau", bestätigte Dr. Justus. „Und mitten in dieser heilen Welt legt der Täter seine Leichen ab. Er bringt Tod, Gefahr und Verderben dorthin, wo Familien wohnen, einkaufen, wo Kinder spielen und wo Menschen leben, die Zeit und Geld haben, sich mit den schönen Dingen des Lebens zu beschäftigen: mit gesundem Essen und wie sie ihre Kinder zu prachtvollen Wesen heranwachsen lassen zum Beispiel. Aber warum tut er das?“

„Weil er all das nicht hat“, sprach Amaryllis spontan ihren ersten Gedanken aus.

„Das denke ich auch. Bleibt die große Frage, warum hat er oder sie all das nicht?“

„Womit wir wieder bei null wären“, seufzte die Kommissarin. „Es gibt zahllose Gründe, warum der Täter keine Familie hat. Vielleicht kann er oder sie keine Kinder bekommen. Sein Partner hat ihn verlassen oder ist verstorben.“

„Oder das Kind des Täters ist ebenfalls einem Verbrechen zum Opfer gefallen.“ Dr. Justus stand auf. „Noch einen Kaffee?“

Amaryllis sah den Psychologen verblüfft an. „Gerne, aber das müssen Sie mir näher erklären. Warum sollte der Täter mehrere Mädchen umbringen, wenn er selber sein Kind auf dramatische Weise verloren hat und den Schmerz kennt? Das macht doch keinen Sinn!“

„Sie machen sich keine Vorstellung, was der Schmerz aus Menschen machen kann. Die Ungerechtigkeit, dass einem ein Fremder das eigene Kind genommen hat, könnte in diesem Fall der Auslöser sein. Der Täter kann den Schmerz nicht mehr ertragen und will, dass andere Menschen ebenso leiden wie er. Solche Handlungen sind rational nicht zu erklären.“

Dr. Justus stellte eine Kaffeetasse vor Amaryllis auf den Tisch. „Natürlich reden wir zu diesem Zeitpunkt rein hypothetisch. Ich stelle Theorien auf, warum etwas so passiert sein könnte, wie es passiert ist. Mehr kann ich momentan nicht für Sie tun, für ein richtiges Täterprofil brauche ich mehr Fakten. Bitte gehen Sie, wenn sich herausstellt, dass alles ganz anders war, nicht durch die Gänge und erzählen allen, der doofe Justus aus dem Fernsehen hätte Sie auf die falsche

Fährte gelockt. Die meisten sehen mich sowieso an, als wäre ich die lila Milka-Kuh. Mein erster Fall bei der Berliner Mordkommission sollte nach Möglichkeit nicht gleich die Inkompetenz beweisen, die man mir unterstellt, weil ich ein paar publikumswirksame Ratgeber geschrieben habe und damit zu etwas Geld gekommen bin."

Amaryllis nickte, sie kannte das Gefühl, von den Kollegen vorverurteilt zu werden aus ihrer eigenen ersten Zeit als Kommissarin, die aus New York nach Berlin gekommen war.

„Danke für den Kaffee und Sie haben mir soeben einen Tag Innendienst beschert. Ich werde mir sämtliche Akten zu Morden der vergangenen 20 Jahre in Berlin und Brandenburg bringen lassen. Wenn unser Täter sein Kind oder einen Angehörigen auf die gleiche Art verloren hat, wie Amina und Paula gestorben sind, dann finde ich ihn. Wenn sich die Aktion als Nullnummer entpuppt, werde ich diese Unterhaltung mit in mein Grab nehmen", versprach sie dem Psychologen lächelnd.

27.

Amaryllis Winter betrachtete die sieben grauen Kartons, die auf dem Fußboden ihres Büros standen mit Widerwillen. Sie hatte bereits eine der Kisten abgearbeitet und die Buchstaben auf den Blättern verschwammen immer mehr vor ihren Augen. Dazu schmerzte ihr Rücken. Offenbar forderte die Schwangerschaft ihren Tribut, bis vor kurzem war das intensive Studium von Akten eine ihrer bevorzugten Tätigkeiten im Rahmen ihres Berufs gewesen.

Jedes Jahr starben in Berlin und Brandenburg ungefähr 200 Menschen einen gewaltsamen Tod. Auf zwanzig Jahre gesehen machte das 4000 Fälle, deren Akten sie zumindest überfliegen musste, um festzustellen, ob es Ähnlichkeiten zu den drei Fällen gab, die die Sonderkommission „Kollwitzplatz“ bearbeitete. Amaryllis hatte sich nur die kurzen Zusammenfassungen der Fälle bringen lassen, dennoch erschien es ein fast unmögliches Unterfangen. Sie tätigte einen kurzen Anruf und wenige Minuten später kamen zwei Kolleginnen, um einen Teil der Akten mitzunehmen und zu sichten. Amaryllis erklärte den beiden gerade, worauf sie ihr

Augenmerk legen mussten, als ihre Bürotür aufging und Benita Hüther ins Zimmer trat.

„Habt ihr eine heiße Spur“, fragte die Gerichtsmedizinerin statt einer Begrüßung.

„Nicht wirklich“, seufzte Amaryllis. „Mehr als eine Vermutung von Dr. Justus, dass der oder die Täter eventuell selber ein Kind oder einen Angehörigen durch einen Mord verloren haben, ist es leider nicht.“

Die beiden Polizistinnen begrüßten die Gerichtsmedizinerin kurz, nahmen jeweils eine Kiste und verließen den Raum.

„Darf ich etwas sagen?“, fragte Benita, kaum hatten sie die Tür hinter sich geschlossen.

„Natürlich“, antwortete Amaryllis irritiert.

„Du siehst echt beschissen aus, kann es sein, dass du dir zu viel zumutest?“

Die Stimme ihrer Kollegin klang so besorgt, dass Amaryllis ihren aufkommenden Ärger hinunterschluckte und mit den Schultern zuckte.

„Vielleicht“, sagte sie schließlich. „Ich hasse es zwar, wenn Leute sich in mein Leben einmischen, aber ich fühle mich wirklich nicht sonderlich.“

„Dann geh nach Hause und ruh dich aus“, riet Benita ihr. „Ich weiß, dass du an der Tatsache, dass du demnächst Mutter wirst, zu knabbern hast, aber verlieren willst du das Kind sicher nicht.“

„Nein“, stimmte Amaryllis ihr zu. „Womit wir genau beim Thema wären. Ich denke, Dr. Justus hat recht, dass wir es mit jemandem zu tun haben, der den Verlust seines eigenen Kindes oder eines geliebten Menschen nicht verwunden hat. Das könnte unsere erste ernsthafte Spur sein. Wie kann ich da nach Hause gehen und mich ausruhen? Vielleicht können wir wenigstens Fiona Voss retten.“

Benita sah sie zweifelnd an. „Ich spare mir den Hinweis, dass du vom Krankenhaus aus nichts ausrichten kannst, da du störrisch wie ein alter Esel bist und eh keine Ratschläge annimmst. Also, was hat Dr. Justus noch gesagt?"

„Er denkt, dass einer der Täter, wahrscheinlich der Mann, abhängig von dem anderen Täter ist."

Benita nickte. „Da gab es doch mal einen Fall von einer älteren Dame, die mehrere Ehemänner hat umbringen lassen. Der zweite Täter war ihr ebenfalls hörig."

„Ja, die berühmte ‚Schwarze Witwe', genauso etwas in der Richtung. Justus meinte allerdings, es müsse nicht zwingend eine sexuelle oder eine Abhängigkeit aus Liebe sein, vielleicht hatte der Täter die berühmte schwere Jugend."

Die Kommissarin hielt einen Moment inne. „Das klingt jetzt böser, als es gemeint ist. Natürlich kann eine dramatische Jugend einen Menschen für das ganze Leben traumatisieren."

„Ja, allerdings ist so etwas nur schwer zu verstehen für die Hinterbliebenen, die um einen geliebten Menschen trauern", gab Benita zu bedenken.

„Die Frauen von dem Verein für härtere Strafen für die Täter!", sagte Amaryllis, was ihr einen verwirrten Blick von Benita einbrachte. „Sie haben am Kollwitzplatz demonstriert, als wir dort Zeugen befragt haben. Sie wollen, dass gerade Täter, die Kinder etwas angetan haben, härter bestraft werden und nicht wegen verminderter Schuldfähigkeit zu milde davonkommen. Wobei das natürlich eine sehr subjektive Sache ist, das mit dem zu milden Davonkommen", erklärte sie weiter.

„Ich möchte wirklich nicht in der Haut von den Richtern stecken, die das Gesetz anwenden müssen, egal, wie ungerecht es gelegentlich scheint", sagte Benita.

Es war einen Moment still in dem Büro. Die beiden Frauen hingen ihren Gedanken nach, als Benita plötzlich sagte: „Ich werde mich heute noch schlaumachen, was für Formen von Abhängigkeit es gibt. Vielleicht könnte der Täter einfach hilfebedürftig sein, zum Beispiel, weil er einen sehr geringen Intelligenzquotienten hat. Ich bin kein Fachmann auf dem Gebiet, aber ich könnte mir vorstellen, dass insbesondere Menschen, die wenig Selbstvertrauen haben oder eben am unteren Ende des IQ-Spektrums liegen, eine hohe Neigung haben, sich von anderen abhängig zu machen. Vielleicht können wir uns diese Theorie zunutze machen."

„Und das hilft uns wie genau weiter?", wollte Amaryllis wissen, die Benita gut genug kannte, um zu wissen, dass die Gerichtsmedizinerin ihre Vermutung nicht ausgesprochen hätte, wenn sie nicht bereits einen Plan hätte, was man damit anfangen könnte.

„Es ist weit hergeholt, aber wenn der Mann, von dem wir annehmen, dass er der Abhängige in der Beziehung ist, einen sehr geringen Intelligenzquotienten hat, könnte das vielleicht aufgrund einer Behinderung sein." Die Pathologin lächelte zufrieden wie eine Katze, die eine Maus gefangen hatte. „Eine Behinderung, die ihre Ursache in einem Gen-Defekt hat."

„Und den du dank der vorliegenden DNA-Probe nachweisen könntest", ergänzte Amaryllis.

„Haargenau! Vielleicht verläuft das Ganze im Nichts, oder besser gesagt, mit hoher Wahrscheinlichkeit verläuft es im Nichts. Aber vielleicht kommen wir dem Täter auch auf die Spur, wenn wir herausbekommen, was in seiner Krankenakte steht."

Sie musterte Amaryllis besorgt. „Du bist so leichenblass, dass es mir angst macht. Komm, wir gehen in die Cafeteria und du isst etwas. Wie ich dich kenne, hast du das über deinen geliebten Akten vergessen. Und du solltest doch für zwei essen!"

28.

Amaryllis betrachtete das Sandwich kritisch, das vor ihr auf einem Teller lag. Sie hatte das Gefühl, dass sie sich sofort übergeben müsse, wenn sie das Brot auch nur in die Hand nahm.

„Die Damen sitzen gemütlich beim Essen, während ich die ganze Arbeit mache“, hörte sie plötzlich Falk von Heeren sagen, der unbemerkt neben sie getreten war.

„Jetzt habe ich glatt einen Moment gedacht, du wärst unser geliebter Chef Neustädt“, erklärte Amaryllis ironisch und schob das Sandwich von sich weg. „Du redest schon genau wie er und wenn du das Sandwich hier essen möchtest, wirst du ihm bald auch optisch ähneln.“

„Ein geschenktes Sandwich habe ich noch nie abgelehnt“, sagte Falk lachend und setzte sich. „Und ich werde nie wie Neustädt aussehen, dafür hat mir der liebe Gott zu viele Haare geschenkt. Aber mal ernsthaft, habt ihr Neuigkeiten?“

Amaryllis und Benita brachten den Hauptkommissar auf den neuesten Stand, während dieser das Sandwich aß.

„Nicht schlecht. Noch nicht der große Durchbruch, aber immerhin eine Richtung, in der wir suchen können. Ich habe inzwischen etwas wesentlich Konkreteres gefunden, oder sagen wir lieber so, es hat mich gefunden."

„Und das wäre", fragte Amaryllis gespannt.

„Zunächst das Unspektakuläre. Die Nachbarin der Elhaus' hat ausgesagt, dass Freunde der Familie ein Ferienhaus in Dänemark haben. Irgendwo ganz abgeschieden, kein Telefon, kein Internet-Empfang. Die Elhaus' fahren da öfter hin, um abzuschalten. Wir lassen das Haus gerade von den dänischen Kollegen überprüfen und ich hoffe sehr, dass wir die beiden dort finden. Verübeln würde ich es ihnen nicht, dass sie einfach abgehauen sind, um den Reportern und den mitleidigen Blicken der Menschen zu entkommen."

„Das Spektakuläre interessiert mich mehr", erklärte Amaryllis ungeduldig.

„Wir haben eine Zeugin gefunden, die Fiona Voss kurz vor ihrem Verschwinden mit einer Frau zusammen gesehen hat."

„Und?" Sowohl Benita als auch Amaryllis schauten ihren Kollegen gespannt an.

„Es handelt sich um eine ältere Dame, die an der Straße wohnt, durch die Fiona gelaufen sein müsste, als sie von der Schule zum Schwimmen gegangen ist." Falk machte eine kurze Pause. „Keine Sorge, wir haben so oft überprüft, dass sie die Wahrheit sagt, dass die Frau uns fast rausgeschmissen hätte. Hat sie Gott sei Dank nicht, denn sie konnte uns eine recht passable Personenbeschreibung der Frau liefern."

„Sehr gut!", sagte Amaryllis anerkennend.

„Du siehst gar nicht gesund aus", bemerkte Falk plötzlich. „Wärst du zu Hause im Bett nicht besser aufgehoben."

„Mir geht es gut", erklärte Amaryllis wenig überzeugend, denn sie spürte, wie ihr wieder schlecht wurde. „Aber da ihr beide nicht müde werdet mir vorzuhalten, dass mein Anblick nur schwer erträglich ist, gehe ich nach Hause, sobald du mir gesagt hast, wie die Frau aussieht und was die nächsten Schritte sind."

„Die Beschreibung stimmt so weit, was Größe und Figur angeht, mit der überein, die wir von Sofia Richtling haben, die Amina Rehan am Tag ihres Verschwindens mit einer Frau gesehen hat", begann Falk. „Dazu wissen wir jetzt, dass die Frau graue Haare hat, die sie halblang trägt. Ansonsten trug sie dunkle Kleidung, wahrscheinlich eine schwarze Jeans, und eine Outdoor-Jacke. Wir lassen bereits ein Phantombild anfertigen. Außerdem habe ich mit Nikolas telefoniert. Leider kommt sein Hund Otto nicht in Frage, also werden wir morgen tatsächlich mit einem Mantrailer-Team eines privaten Suchhundedienstes nach Fiona Voss suchen. Nikolas kennt den Hundeführer und meinte, die Hunde wären sehr gut ausgebildet und zuverlässig. Wir wissen jetzt, wo das Mädchen zuletzt gesehen wurde, die Hunde sollten die Spur von dort aus aufnehmen können."

„Hoffen wir, dass diese Hunde wirklich so fantastisch sind, wie in den Zeitungen steht", sagte Amaryllis zweifelnd. „Vielleicht können wir wenigsten Fiona retten."

„Die Hoffnung stirbt zuletzt", erklärte Falk pessimistisch. „Wenn die Täter ihrem bisherigen Muster folgen, ist das Mädchen bereits tot."

„Die haben keinen Plan oder sie haben ihn verdammt schnell über den Haufen geworfen", warf Benita bestimmt ein. „Amina wurde nur von einer Person erschlagen, Paula von zweien. Irgendetwas ist in der Dynamik unseres mörderischen Pärchens passiert, vielleicht rettet das Fiona das Leben. Vielleicht sind die beiden sich uneins, wie es weitergehen soll."

„Ich mache mich auf den Weg nach Hause", sagte Amaryllis und stand auf. „Ich möchte morgen nur ungern den Einsatz der Mantrailer verpassen. Außerdem kann ich zu Hause weiter Akten prüfen."

„Unverbesserlich“, sagte Falk kopfschüttelnd zu Benita. „Diese Frau ist so stur wie ein alter Bock.“

„Ich tue, als hätte ich das nicht gehört!“, sagte Amaryllis im Weggehen.

29.

„Ich glaube, ich kann nie wieder etwas essen“, erklärte Nikolas Kretschmann und lehnte sich in seinen Stuhl zurück. „Das Essen war wunderbar, hatte aber eher wenig mit dem Essen des indischen Restaurants bei mir um die Ecke zu tun.“

„Das Essen beim Inder ist genau wie das chinesische Essen in Restaurants dem westlichen Geschmack angepasst“, lachte Jayashree Winter. „Ich freue mich, dass es Ihnen geschmeckt hat. So sehr ich die Küche meiner Heimat liebe, italienische Spaghetti gehen bedeutend schneller.“

Amaryllis freute sich, dass ihre Eltern Nikolas offenbar in ihr Herz geschlossen hatten, die drei hatten sich während des Abendessens, zu dem ihre Mutter ihren Freund eingeladen hatte, blendend unterhalten. So blendend, dass Amaryllis hoffte, niemand bemerkt hatte, wie still sie selber gewesen war. Sie fühlte sich immer elender und ihr Rücken schmerzte.

„Morgen sollen Mantrailer zum Einsatz kommen, habe ich gehört“, bemerkte Nikolas beiläufig.

„Ja, wir hoffen, dass wir wenigstens das dritte Mädchen lebend finden“, antwortete Amaryllis.

„Das sind doch diese Hunde, die jetzt immer in den Krimiserien vorkommen“, fragte ihre Mutter. „Unvorstellbar, was die können.“

„Ja, das ist es. Mantrailer sind fantastische Tiere“, gab Nikolas ihr recht. „Das ist aber leider auch das Problem. Die Leute erwarten Wunder, wenn so ein Hund zum Einsatz kommt. Aber Wunder gibt es eben nicht. Mantrailing ist harte Arbeit, für den Besitzer und für den Hund.“

Er warf einen Blick auf Otto, seinen schwarzen Belgischen Schäferhund, der es sich auf Amaryllis’ Füßen bequem gemacht hatte.

„Die Ausbildung dauert Jahre und trotzdem kann der Hund einen Fehler machen. Oder der Beamte, der ihn führt. Leider sind Mantrailer ebenso wenig unfehlbar wie andere Spürhunde. Ich hätte da ein gutes Beispiel von einem Polizeihund – ich möchte keine Namen nennen, aber er ist schwarz und fängt mit O an – der seinen Dienstherrn bei der ersten Gelegenheit für eine Frau verlassen hat.“

Otto hob kurz den Kopf und sah seinen Besitzer an, ließ sich dann aber unbeeindruckt von der Kritik seines Herrn auf Amaryllis Füße zurückfallen.

„Verräter!“, erklärte Nikolas lachend. „Aber ernsthaft, heißt das, ihr habt einen Zeugen gefunden, der das Mädchen gesehen hat, bevor es verschwunden ist? Der letzte Ort, an dem die Person sich aufgehalten hat, ist extrem wichtig für eine erfolgreiche Suche.“

„Ja, eine Anwohnerin hat Fiona mit einer Frau zusammen in einer der Straßen gesehen, durch die das Mädchen auf dem Weg von der Schule zum Schwimmtraining normalerweise läuft. Wir haben also eine gute Chance morgen.“

„Erwarte nicht zu schnell zu viel“, warnte Nikolas seine Freundin. „Mantrailer sind extrem sensible Hunde, die Arbeit ist wahnsinnig anstrengend für sie. Es kann gut sein, dass die Hunde nach ein paar Stunden eine Pause brauchen und ihr erst am nächsten oder übernächsten Tag weitermachen könnt."

„Du solltest morgen lieber zu Hause bleiben", mischte ihr Vater sich plötzlich in die Unterhaltung ein. „Du siehst sehr müde aus."

„Mir geht es gut", versicherte Amaryllis ihm, obwohl sie sich alles andere als gut fühlte. „Und ihr kennt mich doch, ich kann unmöglich bei der Auflösung des Falles fehlen, weil ich daheim im Bett liege. Sollten wir das Mädchen mit Hilfe des Hundes wirklich finden, dürfte der Täter nicht weit weg sein."

„Ich weiß, dass es nicht mehr gefragt ist, wenn sich Eltern einmischen, aber ich kann nicht über meinen Schatten springen", sagte Jayashree Winter unvermittelt und wirkte verlegen, was ihr einen verwunderten Blick ihrer Tochter einbrachte, die ihre Mutter als selbstbewusste Frau kannte, die kein Blatt vor den Mund nahm. „Wie stellt ihr euch das vor, wenn das Kind auf der Welt ist? Ihr könnt nicht beide weiter voll berufstätig sein. So jetzt ist es raus, ich kann nicht nach New York zurückfahren, ohne zu wissen, wie mein Enkelkind versorgt wird."

Jayashree nahm einen tiefen Schluck aus ihrem Weinglas und sah von ihrer Tochter zu deren Freund.

„Wir haben noch nicht ausführlich darüber gesprochen. Die kritischen ersten zwölf Wochen sind gerade erst vorbei", erklärte Amaryllis.

Es herrschte einen Moment Stille in der noch vor wenigen Minuten so fröhlichen Runde, dann räusperte sich Nikolas.

„Wir haben tatsächlich noch gar nicht darüber gesprochen, aber ich könnte mir vorstellen, dass ich in Elternzeit gehe." Wieder warf er einen Blick auf seinen Hund. „Otto wird demnächst sieben Jahre alt, als Polizeihund könnte er in Rente gehen und bis das Baby da ist, dauert es noch eine Weile. Ich müsste die Idee mit meinen Vorgesetzten klären, aber ich denke, dass es keine größeren Probleme geben wird. Otto würde nach seiner Pensionierung natürlich als Familienhund bei uns bleiben, das ist meine einzige Bedingung.“

Amaryllis sah ihren Freund überrascht an. Ihr war bislang nicht in den Sinn gekommen, dass Nikolas sich um das Neugeborene kümmern könnte. Ihr Ex-Ehemann Max in New York, ein erfolgreicher Anwalt, hatte sich dringend Kinder gewünscht, wäre aber niemals auf die Idee gekommen, seine eigene Karriere dafür zurückzustellen. Für ihn war es selbstverständlich gewesen, dass Amaryllis als Mutter dies tun würde. Ihr Zögern, auf ihren geliebten Beruf zu verzichten, wenn auch nur für eine gewisse Zeit, hatte nicht unerheblich zum Scheitern der Ehe beigetragen.

„Das würden Sie tun?“, fragte Amaryllis’ Vater nach, dem man ansehen konnte, dass auch er sich an die Vorstellung, ein Mann könne in Elternzeit gehen, erst gewöhnen musste.

„Natürlich. Es ist nicht so, dass ich kein Interesse an meiner Karriere habe, aber ich habe schon vor Jahren durch meine Entscheidung, mich zum Diensthundeführer ausbilden zu lassen, die Möglichkeit Polizeichef zu werden, zu den Akten gelegt“, sagte Nikolas lächelnd. „Und ich denke, jeder hier am Tisch weiß, dass Amaryllis eine wunderbare Mutter sein wird, insbesondere, wenn sie ihren geliebten Job nicht aufgeben muss.“

Amaryllis fühlte plötzlich eine große Erleichterung. Das Baby würde immer noch einiges in ihrem Leben verändern, aber sie hatte das Glück, einen Partner gefunden zu haben, der sie unterstützen und ihr keine Vorwürfe machen würde, wenn sie trotz des gemeinsamen Kindes weiter ihren Beruf ausübte. Sie drückte dankbar Nikolas‘ Hand unter dem Tisch.

„Dann wäre das so gut wie geklärt“, sagte Jayashree Winter zufrieden. „Ich weiß mein Enkelkind in den besten Händen.“ Sie lächelte und hob ihr Weinglas, um mit ihrer Familie anzustoßen.

„Auf euch und das Baby. Und auf Otto natürlich, der so freundlich ist, genau das richtige Alter zu haben, um die Pläne seines Herrchens zu unterstützen!“

30.

Falk von Heeren zog die Kapuze seines Parkas über den Kopf und schimpfte: „Dreckswetter!"

Die Hauptkommissare hatten den Tag damit verbracht, den beiden Mantrailern Eddie und Fred zu folgen. Die bayerischen Gebirgsschweißhunde, die einem privaten Rettungsdienst gehörten, hatten problemlos die Spur von Fiona Voss an dem Ort aufgenommen, an dem das Mädchen zuletzt gesehen worden war. Mit erhobenen Nasen waren sie zielsicher durch einige Straßen gelaufen und hatten schließlich am Straßenrand angehalten.

„Was ist?", hatte Amaryllis den Hundeführer Bernd Kalis gefragt, nachdem sein Hund Eddie einige Minuten an derselben Stelle geschnüffelt hatte und Kalis seinen Hund schließlich zurückgerufen hatte. Eddie saß nun nervös neben seinem Herrn und schien nichts lieber tun zu wollen, als weiter zu suchen.

„Es könnte sein, dass das Mädchen hier in ein Auto gestiegen ist", hatte er vermutet. „Wenn dem so war, könnte es schwierig werden, die Fährte weiterzuverfolgen, aber damit war wohl zu rechnen. Schließlich ist es unwahrscheinlich, dass ein

Täter ein Mädchen auf der Straße direkt vor seiner Wohnung anspricht."

„Ist es möglich, dass Eddie oder Fred die Spur weiterverfolgen können, wenn Fiona Voss in einem Auto saß?", hatte Amaryllis besorgt wissen wollen.

„Möglich ist es, aber es gibt bislang keine gesicherten Erkenntnisse für solche Fälle", hatte Kalis der Kommissarin erläutert. „Man nimmt an, dass durch die Lüftung des Autos ausreichend Spurenmaterial nach außen dringt, so dass die Hunde die Fährte weiterverfolgen können. Manchmal klappt es, manchmal nicht. Lassen wir Eddie und Fred eine Pause machen, dann sehen wir, ob sie weitersuchen."

Mittlerweile war es später Nachmittag und die beiden Hunde waren der Fährte aus dem Stadtteil Lichterfelde hinaus bis an die Berliner Landesgrenze zu Brandenburg gefolgt. Bernd Kalis winkte Amaryllis und Falk zu sich. „Es ist spät, die Hunde sind erschöpft. Sie brauchen mindestens eine Nacht Ruhe, vielleicht sogar zwei, das kann ich Ihnen erst morgen sagen."

Amaryllis warf Falk einen enttäuschten Blick zu, doch dieser zuckte mit den Schultern. „Wir wussten doch, dass das keine Sache von ein paar Stunden wird und immerhin hattest du auf dem Beifahrersitz Gelegenheit, ein paar Akten zu lesen."

„Gieß ruhig noch Wasser ins Öl", beschwerte sich Amaryllis. „Wenigstens habe ich nicht den ganzen Tag Sandwiches gegessen, auch wenn das Resultat das gleiche ist. Ich habe kein Tötungsdelikt in den Unterlagen gefunden, das unseren aktuellen Fällen ähnelt."

„Was ist mit den beiden Kolleginnen, die weitere Fälle in der Mordkommission prüfen? Sind die auch nicht fündig geworden?", hakte Falk nach.

„Die haben ebenfalls nichts gefunden. Wir sind mit den Akten fast durch, es ist zum Mäusemelken. Ich war mir so sicher, dass wir dem Täter auf der Spur sind. Vielleicht habe ich mich zu sehr in die Vermutung von Dr. Justus hineingesteigert, dass der Täter ebenfalls einen Angehörigen durch ein Gewaltverbrechen verloren hat," gab Amaryllis seufzend zu.

„Hoffen wir, dass wenigstens Eddie und Fred die richtige Fährte erwischt haben", sagte Falk. „Sonst stehen wir mit Nichts da. Sollte Fiona Voss noch leben, wird die Zeit immer knapper für sie."

Eine junge Mutter mit einem himmelblauen Kinderwagen ging an ihnen vorbei und betrachtete die Polizeiwagen und das Hundeteam neugierig. Das kleine Mädchen, das in dem Wagen saß, war eigentlich zu alt, um noch geschoben zu werden, doch es trug eine dunkle Schiene an seinem Bein und Amaryllis vermutete, dass es sich verletzt hatte und nicht laufen konnte. *Vielleicht hatte die Mutter den Kinderwagen deswegen aus dem Keller hervorgeholt,* überlegte sie, als sie plötzlich eine Idee hatte.

„Was wäre, wenn wir es gar nicht mit einem Mord zu tun haben?", fragte sie ihren Kollegen, der sie irritiert ansah.

„Ich möchte in Anbetracht des Leides der Familien nur ungern sarkastisch klingen, aber ich würde sagen, dass Amina und Paula ziemlich eindeutig ermordet wurden", beantwortete Falk die Frage.

„Ich meine nicht die aktuellen Fälle, was wäre, wenn das Kind oder ein naher Angehöriger des Täters nicht ermordet wurde, sondern nur verletzt, vielleicht so schwer, dass das Opfer nie wieder laufen kann oder konnte. Oder das Opfer ist zum Pflegefall geworden und der Täter kommt mit der Belastung, sich um einen Intensiv-Patienten kümmern zu müssen nicht mehr zurecht", klärte Amaryllis ihn auf.

„Puh, möglich wäre es", stimmte Falk ihr zu. „Das bedeutet aber vor allem eins: noch mehr Akten. Viel mehr Akten. Und bei welchem Verletzungsgrad willst du die Grenze ziehen? Das werden Hunderte von Kartons."

„Ich weiß. Aber die Theorie, dass der Täter selber einen traumatischen Verlust hinter sich hat, lässt mich nicht los. Genau für derartige Klein- und Kleinstarbeit wird eine SOKO gebildet, dann müssen die beiden Kolleginnen eben weitere Akten wälzen."

„Beliebter wird dich das nicht machen", erklärte Falk.

„Wer will schon beliebt sein. Außerdem kann mir niemand vorwerfen, ich würde mich selber vor dem Aktenlesen drücken." Amaryllis zuckte mit den Achseln und überlegte kurz. „Außerdem habe ich eine Idee, wer uns eventuell weiterhelfen könnte, insbesondere wenn es um Fälle geht, bei denen Kindern involviert waren."

31.

Es war bitterkalt, als Amaryllis Winter am nächsten Morgen ihren Wagen vor der Gerichtsmedizin parkte. Sie stellte den Motor ab und entschied sich, nicht auf Falk zu warten, sondern sofort in das Büro von Benita Hüther zu gehen. Die Gerichtsmedizinerin hatte sie bereits um kurz nach halb sieben mit dem Versprechen aus dem Bett geklingelt, sie habe wichtige Neuigkeiten.

„Sei froh, dass ich nicht gestern Abend um kurz vor zwölf angerufen habe, als ich die letzten Ergebnisse bekommen habe!“, hatte sie Amaryllis' Beschwerde über die frühe Morgenstunde lachend abgetan. „Wenn du gehört hast, was ich herausgefunden habe, wirst du froh sein, dass der Tag noch lang ist und du Zeit für die Ermittlungen gewonnen hast.“

„Warte!“, rief Falk von Heeren, als Amaryllis gerade durch den Haupteingang in das Gebäude der Gerichtsmedizin gehen wollte.

Der Kommissar trug ein Tablet mit vier Bechern Kaffee in der Hand.

„Kommt noch jemand?“, fragte Amaryllis verwundert. „Ich hoffe, du hast nicht wieder mit der Rezeptionistin geflirtet!“

„Nein, ich habe dir vorsorglich einen deiner geliebten Cappuccinos und einen entkoffeinierten Kaffee mitgebracht. Ich weiß, dass Schwangere da sehr eigen sein können, und ich wollte mich nicht schon am frühen Morgen deinem Zorn aussetzen“, konterte Falk. „Und ich würde die Empfangsdame nie einladen, wenn ich weiß, dass es dir nicht passt. Dafür habe ich viel zu viel Angst vor dir.“

„Du bist gelehriger, als ich dachte“, lachte Amaryllis.

Wenige Minuten später saßen die beiden Kommissare im Büro von Benita Hüther und warteten gespannt auf den Bericht der Pathologin.

„Ich habe meinen gestrigen Arbeitstag damit verbracht, nach einer Krankheit zu suchen, die Menschen in die Abhängigkeit von anderen treiben könnte. Dabei durfte die Krankheit nicht so schwer sein, dass der Patient überhaupt keine eigenen Entscheidungen mehr treffen kann, aber auch nicht so leicht, dass er auf fremde Hilfe weitestgehend verzichten kann. Leider waren diese Suchparameter zu vage, ich bekam Hunderte von Treffern. Also habe ich nach Krankheiten gesucht, die mit einem gewissen Maß an geistiger Zurückgebliebenheit einhergehen. Solche Menschen geraten oft in Abhängigkeit von anderen, da sie das Leben allein nicht meistern können, gleichzeitig können sie die Schwere einer Straftat nicht in ihrer gesamten Konsequenz einschätzen. Die Trefferzahl wurde geringer, war aber immer noch zu hoch. Es hätte Wochen gedauert, alle Möglichkeiten zu überprüfen. Ich musste einen anderen Ansatz finden.“

Benita Hüther trank einen Schluck von ihrem Kaffee und sah ihre Kollegen zufrieden an. „Also habe ich die hohe Aggressivität mit einbezogen, die unser männlicher Täter an den Tag gelegt hat, als er Amina Rehan erschlagen hat. Mit diesen drei Parametern habe ich meine Trefferquote so gesenkt, dass es sich gelohnt hat, weiterzumachen. Und ich bin fündig geworden. Mehr als fündig."

„Sag nicht, du hast wieder in allen möglichen Polizei-Dateien rumgeschnüffelt, obwohl du genau weißt, dass das unsere Aufgabe ist!", stöhnte Falk und verdrehte die Augen.

„Kann sein." Benita machte ein unschuldiges Gesicht. „Ich kann mein Wissen aber auch für mich behalten und ihr sucht selber. Allerdings erst nachdem ihr mich sehr ausführlich gebeten habt, dass ich euch vor Abgabe meines offiziellen Berichts mitteile, was ich weiß. Und wie lange so ein offizieller Bericht in Berlin dauern kann, wisst ihr vielleicht. Tage, Wochen, Monate."

„Rück schon raus damit", befahl Amaryllis und nahm sich den Cappuccino, den Falk ihr vorsichtshalber mitgebracht hat. „Obwohl Benita es wie immer spannend macht, bin ich hundemüde, ich brauche einen echten Kaffee", sagte sie entschuldigend.

„Nach euch Schwangeren kann man die Uhr stellen, so vorhersehbar seid ihr", lachte Falk und deutete mit der Hand auf seine Kollegin. „Sag uns lieber, was du weißt, Benita, sonst kriegst du Ärger mit ihr. Und Schwangeren-Ärger willst du nicht erleben, glaube mir."

„Ich konnte anhand der Suchergebnisse relativ schnell einige Krankheiten herausfiltern, die in Frage kommen", tat Benita wie ihr geheißen und berichtete, was sie herausgefunden hatte. „Um es genauer zu sagen, waren es am Ende fünf, die ich mir genauer angesehen habe. Ich hätte noch ewig weitersuchen und Symptome prüfen können, aber ich entschloss mich, einfach über einen Gentest Gewissheit zu bekommen, ob der Täter an einer der Krankheiten leidet. Als ich mit meinem Anliegen im Labor stand, kam ich mir allerdings ziemlich dumm vor, mir wurde plötzlich klar, dass das Ganze doch sehr weit hergeholt war. Aber wie so oft, das Glück ist mit den Dummen und ich habe einen Volltreffer gelandet!"

„Mindestens einen", erklärte Falk lakonisch. „Wie hast du es geschafft, so schnell einen Gentest machen zu lassen? Das Labor braucht sonst Tage, allein das ist ein Volltreffer."

„Ich gebe zu, dass ich mich so in die Sache hineingesteigert hatte, dass ich jeden Gefallen, den mir diverse Labormitarbeiter noch schulden, eingefordert habe, um ein schnelles Ergebnis zu bekommen. Der Hinweis, dass es seit Jahren keinen Fall in Berlin gegeben hat, der ein derartiges Medieninteresse ausgelöst hat, könnte ebenfalls geholfen haben. Die Randbemerkung, dass da draußen tausende Mütter Angst haben, ihre Töchter auf die Straße zu lassen, tat ein Übriges."

„Du kannst wirklich unmöglich sein!", tadelte Amaryllis die Gerichtsmedizinerin.

„Der Zweck heiligt die Mittel", verteidigte sich diese. „Und wenn ihr hört, was ich herausgefunden habe, werdet ihr mir recht geben. Also, der Täter leidet tatsächlich unter einer seltenen Erkrankung, die Prader-Willi-Syndrom oder kurz PWS genannt wird. Das hat der Gen-Test, den ich gestern veranlasst habe, eindeutig bewiesen. PWS ist eine sehr komplexe Krankheit, die in unterschiedlichen Ausprägungen mit einer Vielzahl von Symptomen vorkommt. Ich beschränke mich bei der Nennung der Symptome auf die, die für unseren Fall wichtig sein könnten."

Benita Hüther zog ein Blatt Papier von ihrem Schreibtisch. „Ich habe mir ein paar Stichpunkte notiert, die Krankheit ist selten und liegt außerhalb meines gewohnten Wirkungskreises. Also, Kinder, die mit PWS geboren werden, sind schon als Säuglinge auffällig, meistens wird die Diagnose ein paar

Wochen nach der Geburt gestellt. Die Kinder entwickeln sich zunächst schlecht, fehlende Saug- und Schluckreflexe machen die Ernährung schwierig, die motorische Entwicklung ist verzögert, die Intelligenz liegt oft im unteren Niveau. Die Patienten fallen durch kleine Hände und Füße auf, bleiben oft kleinwüchsig, die Pubertät ist verzögert oder bleibt ganz aus."

Die Pathologin machte eine kurze Pause und trank einen Schluck Kaffee. „So, und jetzt kommen wir zu dem wichtigsten Aspekt: PWS-Erkrankte leiden unter einem nicht vorhandenen Sättigungsgefühl, sprich, sie essen und essen und essen und haben trotzdem nie das Gefühl, satt zu werden. Ab dem 2. bis 4. Lebensjahr kommt es deswegen fast immer zu einer extremen Gewichtszunahme. Die Essensbeschaffung tritt in den Vordergrund, das Bedürfnis nach Essen kann zu unkontrollierbaren Wutausbrüchen führen. Die Betroffenen sind emotional oft extrem verunsichert und haben wenig Selbstbewusstsein, da sie wegen ihrer Fettleibigkeit gehänselt werden. Sie entwickeln nicht selten eine große Anhänglichkeit zu den wenigen Bezugspersonen, denen sie vertrauen."

„Wow, das könnte einiges erklären", sagte Falk nachdenklich. „Für mich ist es allerdings schwer vorstellbar, dass ein Mensch vor Hunger oder vermeintlichem Hunger einen anderen Menschen erschlägt. Oder gibt es bekannte Fälle von derartiger Aggressivität bei Erkrankten?"

„In der Form habe ich nichts gefunden. Kinder mit dem Prader-Willi-Syndrom leben meist bei ihren Eltern, später ziehen sie in betreute Wohneinrichtungen. Allein können sie nicht leben. Die Krankheit ist heutzutage zumindest im Kinder- und Jugendalter gut therapierbar, aber die Behandlung erfordert ständige Kontrolle der Patienten, viel Geduld und Liebe. Wutausbrüche wegen des Essens sind bekannt und belegt, ein Mord nicht. Ich würde mir daher vorstellen, dass die

Wut unseres Täters – vielleicht sogar bewusst – stimuliert wurde: Kein Essen, Hänseleien, Liebesentzug", erklärte Benita.

„Das hieße im Umkehrschluss, dass die Frau, deren DNA wir gefunden haben, ihn manipuliert hat, um ihr eigenes Ziel, den Tod der Mädchen, zu erreichen", überlegte Amaryllis.

„Davon gehe ich aus", bestätigte Benita.

„Ganz schön starker Tobak." Falk betrachtete das Blatt mit den Informationen zu der Krankheit PWS, das Benita auf den Tisch gelegt hatte. „Wie viele Erkrankte gibt es in Deutschland?"

„Das habe ich natürlich recherchiert, aber keine verlässlichen Zahlen gefunden." Benita schüttelte den Kopf. „Den Schätzungen nach leidet eins von 15.000 Neugeborenen an der Krankheit, die Zahlen gehen leider recht weit auseinander. In den vergangenen Jahren gab es immer mal wieder eine Zeitschrift, die eine Reportage über die Krankheit gebracht hat, aber auch da habe ich keine konkrete Zahl der Erkrankten gefunden."

„Ich gehe davon aus, dass es keine meldepflichtige Krankheit ist", sagte Amaryllis. „Es wird Wochen dauern, bis wir überhaupt Erkrankte in Berlin und Brandenburg gefunden haben und ob der Täter darunter ist, ist mehr als fraglich. Selbst ein öffentlicher Aufruf hat wenig Aussicht auf Erfolg, der Täter wird sich kaum von allein melden."

„Es könnten sich Zeugen melden", wandte Falk ein.

Benita zog ein weiteres Blatt aus dem Stapel auf ihrem Schreibtisch hervor. „Ich habe euren Täter bereits gefunden!", erklärte sie zufrieden und genoss dabei offensichtlich die erstaunten Gesichter der beiden Hauptkommissare. „Allerdings wird euch nicht gefallen, was ich herausbekommen habe."

32.

„Nachdem das Labor anhand der DNA-Probe des Täters bestätigt hatte, dass er am Prader-Willi-Syndrom leidet, habe ich überlegt, dass er wahrscheinlich schon erwachsen oder zumindest ein Teenager ist, wenn er einen Menschen erschlagen kann. Insbesondere wenn man berücksichtigt, dass PWS-Patienten ohne die Behandlung mit Wachstumshormonen eher kleinwüchsig bleiben, hätte ein Kind wohl kaum die Kraft für einen brutalen Mord mit einer Eisenstange. Wie bereits gesagt, wohnen ältere Patienten meist in betreuten Wohneinrichtungen. Ich hatte schon begonnen, sämtliche Einrichtungen dieser Art in Berlin herauszusuchen, als ich noch eine andere Idee hatte", erläuterte Benita Hüther ihren Kollegen, wie sie die Identität des Täters herausgefunden hatte.

„Moment", stoppte Amaryllis ihre Kollegin. „Er kann unmöglich in einem Wohnheim untergebracht sein und zwei Mädchen entführt und erschlagen haben! Das hätte doch jemand mitbekommen!"

„Genau das habe ich mir auch gedacht", stimmte die Gerichtsmedizinerin ihr zu. „Aber wo kann er sein? Bei seinen

Eltern kann er genau aufgrund dieser Tatsache eigentlich auch nicht mehr wohnen, es sei denn, die beiden wären die Täter und hätten das Schicksal ihres eigenen Kindes ausgenutzt, um zwei Morde zu begehen."

Falk schüttelte entsetzt den Kopf. „Jetzt erkläre mir bitte nicht, dass er der verheimlichte Sohn von Peter und Elvira Elhaus ist, bei ihnen im Keller wohnt und die zwei mordlüsterne Verrückte sind."

„Mit deiner Fantasie solltest du zum Film gehen oder Kriminalromane schreiben", zog Benita ihren Kollegen auf, bevor sie ernst wurde. „Wenn man ausschließt, dass der Täter bei seinen Eltern oder in einem Heim lebt und bedenkt, dass es fast ausgeschlossen ist, dass PWS-Erkrankte allein wohnen, gibt es nur noch eine einzige Möglichkeit, wo man nach ihm suchen kann."

„In der Vermissten-Datei!", sagten Amaryllis und Falk gleichzeitig.

Benita nickte und hielt ein Blatt Papier hoch. „Unser Täter heißt Dennis Kallmann und wird seit drei Jahren vermisst. Er ist eines schönen Abends einfach aus dem Heim, in dem er untergebracht war, herausspaziert und seitdem nie wieder gesehen worden."

„Aber er kann unmöglich mit seiner Erkrankung allein leben, so wie du sie beschrieben hast! Wo kann er sein?", fragte Falk irritiert. „Das macht überhaupt keinen Sinn!"

„Er ist seitdem nicht mehr gesehen worden? Gar nicht?", wollte Amaryllis wissen.

„Nicht einmal", bestätigte Benita. „Das ist das Merkwürdigste an der Geschichte. Menschen, die an PWS leiden, profitieren im jugendlichen Alter von der Therapie mit Wachstumshormonen. Sie werden größer, aktiver und wenn die Ernährung gleichzeitig kontrolliert wird, kann starkes

Übergewicht verhindert werden. Dennis war siebzehn, als er verschwunden ist. Wenn er zu dem Zeitpunkt noch Hormone bekommen hat, könnte es sein, dass er relativ normal aussah. Wenn nicht, dürfte er sehr dick gewesen sein, so dick, dass es seinem Umfeld aufgefallen wäre. Spätestens nach seinem Verschwinden dürfte er aber keinen Zugang mehr zu den Medikamenten gehabt haben und die Waage dürfte nach oben geschnellt sein. Er wäre aufgefallen, wenn er durch die Stadt gelaufen wäre. Er muss sich irgendwo verstecken. Oder besser gesagt, er muss irgendwo versteckt werden, von jemandem, der ihm hilft und dem er vertraut."

„Vielleicht ist er selber entführt worden", mutmaßte Amaryllis. „Von der Frau, die ihn schließlich dazu gebracht hat, ein Mädchen zu töten und ein weiteres schwer zu verletzen. Wir müssen uns sofort die gesamte Akte über sein Verschwinden kommen lassen und zu dem Heim fahren, wo er untergebracht war. Ein Mensch verschwindet nicht einfach so und schon gar nicht ein Mensch mit einer Behinderung, der auf Hilfe angewiesen ist."

„Versteht mich nicht falsch, aber es entführt doch niemand einen Behinderten, der permanente Fürsorge und Aufmerksamkeit braucht", entgegnete Falk. „Und wo sollte man einen mit hoher Wahrscheinlichkeit optisch extrem auffälligen Menschen verstecken? Dazu kommt noch, dass dies bedeuten würde, die Frau hat einen an PWS erkrankten Jungen drei Jahre lang gepflegt, damit er ihr nach der langen Zeit beim Mord an ein paar Teenagermädchen hilft. Meine Fantasie ist zwar ausgeprägt, aber das ist selbst mir zu abgefahren."

„Wir werden die Wahrheit nicht herausfinden, wenn wir weiter hier herumsitzen", erklärte Amaryllis entschlossen und stand auf. „Wir fahren jetzt sofort zu dem Heim, in dem Dennis bis zu seinem Verschwinden untergebracht war. Ich rufe im Büro an und sage, sie sollen uns seine Vermisstenakte einscannen, damit wir sie auf dem Laptop unterwegs lesen können. Wir dürfen keine Zeit verschwenden. Noch wurde Fiona Voss nicht gefunden, wir haben erst das halbe Rätsel gelöst, wenn wir handeln statt reden, können wir das Mädchen vielleicht retten."

33.

„Die Mantrailer suchen heute Nachmittag weiter“, sagte Falk, der auf dem Beifahrersitz in Amaryllis’ Auto saß und mit Bernd Kalis, dem Hundeführer, der die Suche nach Fiona Voss leitete, telefoniert hatte. „Ich hätte nicht gedacht, dass ich das mal sagen würde, aber die Hunde könnten Fiona Voss’ einzige Rettung sein. Selbst wenn wir mehr über Dennis Kallmann herausfinden, haben wir immer noch keine Ahnung, wo er sein könnte. Wer auch immer den Jungen versteckt hält oder ihm hilft, sich zu verstecken, macht einen verdammt guten Job.“

„Lass uns mit der Leiterin des Wohnheims reden, dann sehen wir weiter.“ Amaryllis versuchte, beruhigend zu klingen, doch sie wusste selber, dass Falk das Problem auf den Punkt gebracht hatte. Sie befanden sich in einem Wettlauf mit der Zeit, den sie nicht gewinnen würden, wenn kein Wunder geschah.

„Die Vermisstenakte von Dennis ist gerade per E-Mail gekommen“, erklärte Falk von Heeren und hielt sein Handy hoch. „Wir sollten sie lesen, bevor wir da reingehen. Je mehr Information wir über den Jungen haben, desto besser.“

Zwanzig Minuten später klingelten die beiden Kommissare an der Eingangstür des Heimes für betreutes Wohnen, in dem Dennis Kallmann in den Jahren vor seinem Verschwinden gelebt hatte.

Die Akte, die die Polizei nach seinem Verschwinden angelegt hatte, las sich deprimierend. Dennis kam aus sozial schwachen Verhältnissen, die Eltern lebten von Hartz 4 und machten keine Anstalten, sich einen Job zu suchen. Sie hatten den Jungen in einer Ecke im Wohnzimmer wie ein Tier gehalten, sich aber nicht geschämt, Kinder- und Behindertenunterstützung für ihn zu kassieren. Als Dennis zwölf Jahre alt wurde, hatte es einer Betreuerin vom Jugendamt gereicht und sie hatte das Kind gegen den erbitterten Widerstand der Eltern in dem Wohnheim für Jugendliche untergebracht. Hier hatte Dennis erstmals eine Therapie gegen seine Krankheit erhalten und große Fortschritte gemacht. Er hatte abgenommen und mehr Spaß an Aktivitäten entwickelt. Dennoch war der Junge insgesamt verschlossen geblieben und galt als aggressiv, insbesondere den anderen Kindern gegenüber, die in der Einrichtung untergebracht waren. Sein Intelligenzquotient war selbst im Rahmen seiner Erkrankung auffallend niedrig und ihm war eine leichte bis mittelgradige Intelligenzminderung bescheinigt worden.

Die Polizei hatte nach seinem plötzlichen Verschwinden schon allein wegen seines Alters und seines Behindertenstatus intensiv nach Dennis gesucht, doch der Junge schien wie vom Erdboden verschluckt zu sein. Seine Eltern hatten versucht, ihn für tot erklären zu lassen, wahrscheinlich um Entschädigung vom Staat für den Verlust ihres einzigen Kindes zu bekommen. Dies war vom zuständigen Amtsgericht abgelehnt worden, da die Leiche des Jungen nicht gefunden wurde und es eine theoretische Chance gab, dass er noch lebte. Sicher hatte der Richter nicht damit gerechnet, auf welch grausame Weise er recht behalten sollte.

Eine ältere Frau holte sie an dem kleinen Empfang des Wohnheimes ab. Das Haus war gemäß den Polizei-Unterlagen auf die Betreuung von bis zu vierzig behinderten Kindern ausgerichtet. Zwanzig Betreuer und Pflegepersonal lebten ebenfalls ständig in der Einrichtung, dazu kam eine ganze Reihe von externen Mitarbeitern.

„Entschuldigen Sie, ich war gerade mit einer unserer Bewohnerinnen beschäftigt, da kann man nicht einfach alles stehen und liegen lassen. Sie müssen die Herrschaften von der Polizei sein, die sich nach Dennis erkundigen wollen." Die Frau streckte den Kommissaren die Hand entgegen und machte dem Portier am Empfang ein Zeichen, dass er die Polizeibeamten durchlassen konnte. „Ich bin Rosita Bodans, die Leiterin der Einrichtung."

Rosita Bodans war eine kleine schmale Frau mit grauen Haaren, die früher einmal schwarz gewesen sein mussten. Sie trug eine weiße Hose und ein weißes Poloshirt mit dem Namen des Heimes auf dem Rücken. Sie machte einen energischen Eindruck und es war sicher schwer, etwas vor ihr zu verbergen. Amaryllis und Falk wiesen sich mit ihren Polizeimarken aus und folgten der Frau in ein großzügiges, hell eingerichtetes Büro.

„Ich habe die Akte von Dennis Kallmann bereits hervorgeholt. Einer der Fälle, die einem ans Herz gehen", sagte Frau Bodans und hielt eine dünne grüne Mappe hoch. „Der Junge hat nicht viel Gutes erlebt in seinem Leben. Es ist leicht zu verstehen, warum er so wenig Zutrauen zu anderen hatte."

„Hatte er keine Freunde?", wollte Amaryllis wissen. „In dieser Einrichtung wohnen doch ausschließlich Jugendliche, man muss nicht jeden mögen, aber einen oder zwei Freunde wird er doch gefunden haben."

„Nein, leider nicht. Als Dennis hier ankam, war er vollkommen verwahrlost und hatte massives Übergewicht. Die Eltern haben ihn einfach sich selbst überlassen und er hat gegessen, was immer er gefunden hat. Seine soziale Kompetenz war eigentlich nicht vorhanden, er war nie im Kindergarten und seine Eltern haben den Besuch der Förderschule, wann immer es ihnen möglich war, regelrecht sabotiert. Ich nehme an, Sie haben sich über die Symptome des Prader-Willi-Syndroms informiert?", fragte Rosita Bodans.

„Ja, natürlich", bestätigte Falk. „Den Angaben in seiner Akte nach hat Dennis sich hier aber sehr gut entwickelt."

„Ja, das hat er. Er hat dank einer konsequenten Therapie und Anleitung abgenommen und sich körperlich insgesamt positiv verändert. Aber Dennis hat von seinen Eltern niemals Zuwendung erhalten, das hat ihn fürs Leben geprägt. Er war wie ein verängstigter Hund, der darauf wartet, dass er wieder geschlagen wird. Wenn er das Gefühl hatte, dass jemand ihm nichts Gutes wollte, hat er selber zugeschlagen. Das war sein Hauptproblem. Ich würde nicht so weit gehen zu sagen, dass sein Verhalten nichts mit seiner Krankheit zu tun hatte, das wäre übertrieben, aber diese hohe Aggression, die er immer wieder gezeigt hat, die muss man eher vor dem Hintergrund seiner traurigen Kindheit sehen. Dazu kam sein selbst für ein Kind mit PWS sehr niedriger Intelligenzquotient."

„Gab es denn überhaupt niemanden, zu dem er Zutrauen gefasst hätte?", fragte Amaryllis nochmals.

„Doch es gab eine externe Physiotherapeutin, die er sehr gerne mochte. Frau Berg. Er war wie ausgewechselt, wenn sie da war, was aber leider mit sich gebracht hat, dass er sehr eifersüchtig wurde, wenn Frau Berg sich um andere Kinder gekümmert hat. Frau Berg ist auf Vojta, eine spezielle Form der Physiotherapie spezialisiert, sie kam dreimal in der Woche zu uns, um verschiedenen Kindern, darunter auch Dennis zu helfen. Es war jedes Mal ein Drama, wenn sie nach der Sitzung mit ihm ein anderes Kind behandelt hat. Sie mochte Dennis ebenfalls besonders gern, aber es war natürlich nicht angebracht, dass sie deswegen die anderen Kinder vernachlässigte."

„Ich entnehme Ihren Worten, dass Frau Berg nicht mehr hier arbeitet", stellte Amaryllis fest.

„Nein, schon seit zwei Jahren nicht mehr. Sie ist in den vorzeitigen Ruhestand gegangen. Sie hat viele Jahrzehnte mit schwer und schwerst behinderten Kindern gearbeitet. So etwas hinterlässt Spuren, Frau Berg hatte ein Burnout und die Ärzte haben ihr von der Rückkehr in ihren Beruf dringend abgeraten."

„Haben Sie eine Adresse oder Telefonnummer, damit wir sie kontaktieren können?" Amaryllis hatte bereits einen Stift und einen Notizblock aus ihrer Tasche gezogen.

„Natürlich, ich muss aber erst nach der Personalakte von Frau Berg schauen. Leider kann ich nicht garantieren, dass die Daten noch stimmen."

„Den Unterlagen nach ist Dennis an einem Abend einfach durch den Haupteingang nach draußen gelaufen und ist seitdem nie wieder gesehen worden", brachte Falk die Unterhaltung zurück auf das Verschwinden des Jungen. „Wie ist es möglich, dass niemand etwas bemerkt hat? Der Empfang unten ist doch sicher 24 Stunden am Tag besetzt."

„Das ist er, aber wir sind keine geschlossene Einrichtung", erklärte Frau Bodans. „Die Kinder und Jugendlichen sind aus den unterschiedlichsten Gründen hier, aber keiner von ihnen gegen seinen Willen oder weil er eine ernstzunehmende Gefahr für sich oder seine Umwelt darstellt. Wir wissen nicht, was damals genau passiert ist. Aber zu dem Zeitpunkt, als Dennis aus dem Haus gegangen sein muss, war der Portier im Aufenthaltsraum und hat sich sein Abendessen zubereitet. Das war nicht gegen die Regeln. Wir sind kein Gefängnis. Die Überwachungskamera am Eingang hat Dennis gefilmt, als er gegangen ist. Er war allein und wirkte nicht gestresst oder als habe er Angst."

Die Leiterin des Heimes wirkte bei ihren Worten ruhig und abgeklärt, Amaryllis vermutete, dass ihr Job dies mit sich bringen musste, sie war sicher an Probleme, Vorwürfe und Sorgen rund um die Bewohner ihres Heimes gewöhnt.

„Gab es Anzeichen, dass Dennis sich nicht wohl fühlte und abhauen wollte?", erkundigte sich die Kommissarin.

„Schwer zu sagen", antwortete die Heimleiterin vage. „Dennis war wie bereits erwähnt öfter aggressiv, er hatte kurz vor seinem Verschwinden einen anderen Jungen verprügelt. Wir haben damals darüber nachgedacht, eine andere Einrichtung für ihn zu suchen. Er war fast 18 Jahre alt und früher oder später hätte er sowieso woanders untergebracht werden müssen. Wir waren zu der Überzeugung gekommen, dass früher aufgrund seines aggressiven Verhaltens besser wäre. Wir haben sehr behutsam über diese Möglichkeit mit ihm gesprochen, aber Dennis hat wohl Angst bekommen. Veränderung ist für fast alle Menschen mit Behinderung eine Herausforderung."

„Hatten Sie einen neuen Platz für ihn in Aussicht?", wollte Falk wissen.

„Nein, leider nicht." Frau Bodans schüttelte bedauernd den Kopf. „Das Prader-Willi-Syndrom ist eine seltene Krankheit, dennoch sind in den letzten Jahren die Therapien für Kinder und Jugendliche weiterentwickelt worden. Man kann ihnen mittlerweile gut helfen. Das Problem ist, mit den Therapien ist die Lebenserwartung der Kinder gestiegen. Aus Kindern werden Erwachsene, aber für die gibt es wenig Wohn- und Therapieplätze. Bei Dennis kam noch die erhöhte Aggression dazu, wir haben alles versucht, aber keinen Platz für ihn gefunden."

„Haben seine Eltern ihn hier besucht? Wäre es möglich, dass sie ihn überredet haben zu ihnen zurückzukommen, um wieder Unterstützung vom Staat zu erhalten?", überlegte Falk laut.

„Herr und Frau Kallmann sind erst ein paar Tage nach Dennis Verschwinden aus der Versenkung auferstanden. Wir haben sie natürlich sofort benachrichtigt, als er verschwunden war. Es hat gedauert, bis sie auf den Trichter gekommen sind, dass sie Geld aus der Sache ziehen könnten", antwortete Frau Bodans bedrückt. „Es ist Gott sei Dank selten, aber kommt immer mal wieder vor, dass Eltern nur Interesse an ihrem kranken Kind zeigen, wenn sie hoffen, dadurch selber einen Vorteil zu erlangen."

„Die Eltern hätten auch keinen Grund, Dennis zu verstecken. Sie hätten ihn schon offiziell wieder zu sich nehmen müssen, um Geld vom Staat zu kassieren. Zwei Kollegen sprechen aber routinemäßig heute noch mit ihnen", merkte Amaryllis an und Falk nickte.

„War nur eine Idee", sagte er.

„Vielen Dank für das Gespräch." Amaryllis stand auf und reichte Frau Bodans die Hand. „Sollten wir noch Fragen haben, melden wir uns nochmals bei Ihnen und es wäre sehr nett, wenn Sie mir die Kontaktdaten von Frau Berg so schnell wie möglich zukommen lassen könnten."

34.

Er hatte viel geweint in den letzten Tagen. Seine Mutter hatte ihn immer verächtlich „Schwächling“ genannt, wenn er als Kind geweint hatte. Also hatte er versucht, nicht zu weinen, damit Tante Rosi ihn nicht ebenfalls für einen Schwächling hielt, aber er hatte es nicht geschafft. Als Tante Rosi es bemerkt hatte, war sie zu ihm gekommen und hatte seine Tränen weggewischt, ganz sanft.

„Du musst dich nicht schämen“, hatte sie gesagt. „Du hast nichts Falsches getan. Du hast mir geholfen, etwas Gutes zu tun, das irgendwann vielen Menschen helfen wird. Das ist alles. Daran ist nichts falsch.“

Er hatte sie angesehen, ihr freundliches rundes Gesicht, das von grauen halblangen Haaren umrahmt wurde, ihre netten braunen Augen, die so groß wie Wagenräder waren. Es war unmöglich, dass Tante Rosi lügen könnte. Sie war der beste Mensch, den er in seinem ganzen Leben getroffen hatte. Sie war immer für ihn da. Sie gab ihm Essen, sie kaufte ihm Kleidung und sie sprach mit ihm. Sie zwang ihn nicht, nach draußen zu gehen, wie die Leute in dem Haus es immer getan hatten. Manchmal brachte sie ihm eine Tafel Schokolade vom

Einkaufen mit. Eine ganze Tafel nur für ihn. Er war nie glücklicher als in diesen Momenten, wenn er die süße braune Masse in seinen Mund stopfte und sie auf seiner Zunge zerschmolz.

Eine andere Frau hatte ihm auch mal eine Tafel Schokolade mitgebracht. Die Frau war oft zu ihnen in die Wohnung gekommen, als er noch kleiner war. Sie hatte ihn jedes Mal lange angeschaut und gefragt, wie es ihm gehe. Seine Mutter hatte die Frau gehasst, aber sie hatte aufgeräumt, bevor sie kam. Und sie war immer nett zu ihm gewesen, wenn die Frau sie besucht hatte. Wenn sie weg war, hatte sie ihn wieder in seine Ecke gestoßen und ihm befohlen, sich bloß nicht zu rühren. Die Tafel Schokolade hatte sie vor seinen Augen selber gegessen und ihn dabei beobachtet. Sie hatte gelacht, als ihm erst Tränen der Enttäuschung über die Wangen liefen und sein Kopf dann rot vor Wut geworden war.

„Gott, was bist du für eine Heulsuse!“, hatte sie gerufen und ihm mit der Hand ins Gesicht geschlagen. Ihre Hand hatte nach Schokolade gerochen.

Sein Vater hatte ihr schweigend zugesehen. Er kam selten zu seiner Ecke, eigentlich nie. Sein Vater lag auf dem Sofa und schaute Fernsehen. Von morgens bis abends. Manchmal stand er mit Mühe auf und ging zum Kühlschrank, holte sich ein paar Flaschen Bier und ließ sich zurück auf die mit Flecken übersäte Stoffcouch fallen. Seine Mutter brachte ihm das Essen zu seinem Platz vor dem Fernseher. Es bestand fast immer aus fertiggekauften Buletten oder Würstchen, Brot und Senf, dazu trank sein Vater das Bier. Seinen Sohn, der sich neben das Sofa setzte und wartete, ob etwas vom Essen für ihn übrigbleiben würde, beachtete er nicht.

Er konnte sich nur an ein einziges Mal erinnern, als sein Vater ihn bemerkt hatte. Es war ein furchtbarer Tag gewesen.

Erst war die Frau dagewesen und hatte besorgt seine an den Nähten aufgeplatzte Hose betrachtet und gemurmelt, er sei zu dick. Dann hatte sie etwas von einem Heim erzählt, wo man besser für ihn sorgen könnte und ihm dabei aufmunternd den Arm getätschelt. Seine Mutter hatte begonnen zu weinen und ihren Sohn fest an sich gedrückt.

„Er ist mein Ein und Alles, Sie dürfen ihn mir nicht wegnehmen", hatte sie geschluchzt und er hatte sich gewundert, warum sie sonst nie nett zu ihm war, wenn er doch ihr Ein und Alles war. Vielleicht war seine Mutter genauso komisch wie er.

Dann war die Frau gegangen und hatte gesagt, das letzte Wort sei nicht gesprochen. Er hatte nicht verstanden, was das bedeuten sollte. Seine Eltern hatten sich an diesem Abend fürchterlich gestritten.

„Wenn der Junge ins Heim kommt, können wir uns vom Kindergeld und der Wohnung hier verabschieden!", hatte sein Vater seine Mutter angebrüllt. „Kümmer dich gefälligst besser um ihn, sonst geht es uns an den Kragen."

Dann war sein Vater zu der Ecke des Wohnzimmers gekommen, in der er immer saß. Er hatte seinen Gürtel aus der Hose gezogen und ihn in seiner Hand gehalten wie eine leblose Schlange.

„Das nächste Mal sagst du der Tussi, dass du hierbleiben willst, verstanden? Dafür wirst du ja wohl nicht zu doof sein!"

Natürlich hatte er wieder geweint und seine Mutter hatte ihn ins Gesicht geschlagen. „Du hast deinen Vater gehört! Beim nächsten Mal benimmst du dich besser oder das hier war erst der Anfang", hatte sie geschrien. Dann hatte auch sein Vater zugeschlagen. Mit der Gürtelschlange.

Er schloss die Augen und versuchte zu vergessen, was geschehen war. Damals, als er noch bei seinen Eltern gelebt hatte und auch das, was er selber vor ein paar Tagen getan hatte. Er hatte es für Tante Rosi getan. Tante Rosi, die ihn gerettet hatte. Tante Rosi, die ihn fütterte und immer lächelte. Tante Rosi, die gesagt hatte, es sei nicht falsch gewesen, was er getan hatte. Dann war es auch nicht falsch. Ganz sicher nicht. Obwohl das Mädchen so fürchterlich geschrien hatte, bis Tante Rosi ihr ein paar Tabletten gegeben hatte. Dann hatte es geschlafen, vielleicht hatte er ihr gar nicht wehgetan. Sie hatte doch geschlafen. Es war bestimmt nicht falsch gewesen. Denn Tante Rosi war ein guter Mensch. Und gute Menschen machten nichts Böses oder etwas Verbotenes.

35.

Als er älter wurde, wurde er wütend. Immer öfter. Eine unsichtbare Hand drückte das Innere seines Bauches zusammen und er wurde den Schmerz nur los, wenn er auf etwas einschlug. Am Anfang hatte er gegen die Wand im Wohnzimmer seiner Eltern geschlagen. Immer und immer wieder, bis die unsichtbare Hand seinen Bauch losließ und seine richtige Hand so rot und dick geworden war, dass er sie kaum noch bewegen konnte.

Er wusste, dass er dumm war. Intelligenzminderung hieß das Wort, das sie für ihn benutzten. Die Männer und Frauen, die im Verlaufe der Jahre in die Wohnung gekommen waren und ihn lange angesehen und untersucht hatten. Er hatte das Wort auswendig gelernt, auch wenn er nicht genau wusste, was es bedeutete. Er hatte dann in seiner Ecke gesessen und überlegt, ob er wirklich so dumm war, wenn er sich dieses schwere Wort merken konnte. Die Leute hatten immer mit seinen Eltern geschimpft und nicht mit ihm. Vielleicht waren seine Eltern auch dumm.

Seine Mutter nannte ihn Schwachmat, wenn die Leute weg waren. Irgendwann hatte sie gemerkt, dass er immer öfter sauer und nicht mehr traurig wurde, wenn sie gemein zu ihm war. Wenn sie ihn Schwachmat, Idiot, Hirni, Blödmann oder Dummkopf nannte. Sie lachte über ihn, wenn sein Gesicht rot vor Zorn wurde. Und einmal, als die Hand seinen Bauch wieder zusammendrückte und es nicht besser wurde, obwohl er so fest gegen die Wand schlug, dass der Tisch daneben bebte, hatte er sie geschlagen. Er hatte sich erschreckt, weil es so ein schönes Gefühl gewesen war. Seine Mutter hatte sich auch erschreckt. Sie hatte ihn sprachlos angeschaut, ihr Mund war offen gewesen. Seine Hand hatte einen feuerroten Abdruck auf ihrer Backe hinterlassen.

Ein paar Tage lang hatte sie ihn danach nicht beachtet. Sie hatte ihm Brot in seine Ecke geworfen und war nur mit Abstand an ihm vorbeigegangen. Dann hatte er ein Glas Wasser umgestoßen und sie hatte ihn voller Hass angeschrien „du blödes Stück Scheiße, das ich am Hals habe".

Seine Faust war direkt auf ihrer Nase gelandet. Das Blut hatte noch an seiner Hand geklebt, als die Leute kamen und ihn mitnahmen. Die Frau, die immer zu ihnen kam, war auch dabei gewesen und hatte zu seinen Eltern gesagt, es reiche, sie hätten ihn lange genug vernachlässigt und Geld für ihn kassiert. Er hatte nicht verstanden, was die Frau damit meinte, aber seine Eltern waren sehr wütend geworden.

Sie hatten ihn in ein Haus gebracht, wo viele Menschen wohnten. Alle hatten ein eigenes Zimmer. Er auch. Er mochte sein Zimmer. Jeden Tag gab es zur gleichen Zeit essen und er musste viele weiße Tabletten nehmen. Nach dem Essen durfte er sich ausruhen und irgendwann kam jemand und sagte ihm, was er tun sollte. Manchmal sortierte er Blöcke nach Farben, manchmal musste er Wäsche falten oder Kartoffeln schälen. Manche Dinge konnte er besser als andere. Er war gerne in dem Haus, der Schmerz in seinem Bauch war weg. Alle waren nett zu ihm. Er hatte auch nicht mehr so schlimmen Hunger die ganze Zeit.

Einmal hatte er nach seiner Mutter gefragt. Die Frau, die ihm gerade einen Stift gegeben hatte, mit dem er ein Papier ausmalen sollte, hatte ihn erstaunt angesehen.

„Vermisst du deine Eltern?“, hatte sie gefragt.

Er hatte nicht geantwortet, sondern angefangen, das Papier auszumalen.

36.

Tante Rosi war oft in das Haus gekommen, in dem er damals gelebt hatte. Jedes Mal, wenn sie da war, hatte sie ihn besucht und sie hatten zusammen Übungen gemacht. Manchmal hatte er geträumt, sie käme nur wegen ihm. Eine nette Frau, die nur kam, weil sie ihn sehen wollte. Er hatte die Idee schön gefunden und sich bemüht, alles richtig zu machen, was Tante Rosi von ihm wollte. Er hatte sie auf keinen Fall ärgern oder wütend machen wollen, denn dann wäre sie vielleicht nicht mehr zu ihm gekommen, sondern wäre nur zu den anderen Kindern gegangen. Er hasste es, wenn sie zu den anderen Kindern ging, aber Tante Rosi hatte ihm erklärt, dass sie ihnen auch helfen musste. Er sei leider nicht das einzige Kind auf der Welt, das Hilfe brauchte.

Manchmal hatte Tante Rosi ihm bei ihren Besuchen von ihrer Familie erzählt. Sie hatte einen Mann und eine Tochter. Und sie hatte einen Hund. Er war groß und schwarz und sehr lieb. Zumindest hatte Tante Rosi das gesagt. Er war sich aber nicht sicher, ob es stimmen konnte.

Er hatte Angst vor Hunden. Sie liefen auf einen zu und machten ihren Mund auf und streckten ihre Zunge heraus. Er verstand nicht, warum die anderen Menschen das gut fanden. Er fand es eklig.

In dem Haus, in dem er damals gewohnt hatte, gab es keine Hunde, aber wenn es einen gegeben hätte, hätte er ihn gestreichelt. Denn er wusste, dass es Tante Rosi gefallen hätte.

Einmal hatte er Tante Rosi gefragt, wie es ihrer Tochter ging. Er hatte gedacht, dass sie das mögen würde, weil sie ihre Tochter mochte, aber Tante Rosi hatte angefangen zu weinen. Sie hatte ihn lange angesehen, nachdem sie sich beruhigt hatte und gesagt: „Ich war nicht ganz ehrlich, als ich dir von meiner Familie erzählt habe, denn sie sind alle tot. Sie sind alle schon sehr lange tot."

Er hatte Tante Rosis Hand genommen und sie gedrückt. Er war sehr vorsichtig gewesen, damit er ihr nicht wehtat. Er hatte nicht wirklich verstanden, was sie gesagt hatte, wieso sie ihn angelogen hatte. Aber er hatte begriffen, dass es Tante Rosi sehr traurig machte. Er wollte nicht, dass Tante Rosi traurig war. An dem Tag hatten sie keine Übungen gemacht, weil Tante Rosi immer wieder zu weinen angefangen hatte.

37.

Es hatte eine Zeit gegeben, da war Tante Rosi nicht mehr in das Haus gekommen. Er hatte auf sie gewartet, aber sie war einfach nicht gekommen. Er hatte die anderen Leute, die immer in dem Haus waren und auf ihn aufpassten, gefragt, wo Tante Rosi war. Sie hatten gesagt, Tante Rosi sei krank und brauche viel Ruhe. Er hatte geweint.

Dann war eine andere Frau gekommen und hatte versucht, mit ihm die Übungen zu machen. Er mochte sie nicht. Sie war nicht Tante Rosi. Er hatte sie weggestoßen. Am nächsten Tag hatte er mehr Tabletten als sonst bekommen. Er wusste, dass er dumm war, aber er war nicht so dumm, nicht zu wissen, dass sie dachten, er würde wieder jemanden schlagen. Aber er wollte niemanden schlagen. Der Schmerz, den er fühlte, weil Tante Rosi weg war, fühlte sich ganz anders an als die Bauchschmerzen, die seine Mutter mit ihren bösen Worten oder die der Hunger ihm gemacht hatten.

Also hatte er begonnen zu warten. Er hatte einfach dagesessen und wenn jemand ihn etwas fragte, hatte er immer dasselbe geantwortet: „Tante Rosi."

Nach einer Zeit hatten die Leute aufgehört, ihn zu fragen.

Irgendwann war sie wiedergekommen. Er war so glücklich gewesen, dass er sie fast zu fest an sich gedrückt und ihr weh getan hätte. Tante Rosi war auch sehr froh, dass sie ihn wiedersah, hatte sie gesagt. Sie war ganz dünn geworden, aber sie war immer noch so freundlich wie früher, auch wenn sie manchmal weinte, wenn sie bei ihm war.

Es machte ihn unglücklich, wenn sie weinte. Er streichelte ihr den Arm und sie sagte: „Es ist alles gut, es ist nicht deine Schuld. Ich bin einfach ein bisschen traurig, aber weißt du was, wenn ich bei dir bin, geht es mir besser."

Und er hatte sich noch mehr als vorher bemüht, alles genau so zu machen, wie es Tante Rosi gefiel, denn er wusste jetzt, wie furchtbar es war, wenn sie ihn nicht besuchte.

Er mochte es immer weniger, wenn Tante Rosi sich um jemand anderen kümmerte. Sie kam jedes Mal, wenn sie im Haus war, zuerst zu ihm, aber danach ging sie mit den Worten, sie müsse sich auch um die anderen kümmern. Er hasste es, wenn sie wegging. Er setzte sich in die Ecke seines Zimmers und wartete, dass sie zurückkam. Einmal war er Tante Rosi gefolgt und hatte gesehen, wie sie mit einem Jungen sprach. Sie hatte dabei genauso freundlich gelächelt, wie sie ihn immer anlächelte. Am Abend beim Essen hatte er dem Jungen ins Gesicht geschlagen.

38.

Er wusste nicht, wie lange er in dem Haus gewohnt hatte. Es waren bestimmt ein paar Jahre gewesen. Er hatte nicht von dort weggewollt. Aber eines Tages hatten sie gesagt, er sei nun bald zu alt für das Haus. Alle anderen in dem Haus seien Kinder oder Jugendliche und er sei so gut wie erwachsen. Er müsse woanders hin. Natürlich hatte er geweint, als sie es ihm gesagt hatten.

Dann war lange nichts passiert und er hatte geglaubt, er könne doch bleiben. Er hatte Tante Rosi gefragt, aber sie hatte ihn nur traurig angeschaut und gesagt, dass sie immer noch ein anderes Haus für ihn suchen würden, aber es sei nicht einfach. Wieder hatte er geweint. Tante Rosi hatte ihn in den Arm genommen und ihm versprochen, dass sie ihn auch in dem anderen Haus besuchen würde.

Aber sie hatten keins gefunden, das zu ihm passte.

„Es ist alles voll", „er braucht so viel Betreuung", „die Plätze sind knapp", „hier kann er nicht mehr lange bleiben", „wenn er nur nicht immer wieder zuschlagen würde, wäre es einfacher", „wer weiß, wie gut die Medikamente wirken, wenn er älter wird". Das waren die Sätze, die er aufschnappte, wenn er nachmittags im Gemeinschaftsraum vor dem Fernseher saß. Er hatte Angst bekommen. So viel Angst, dass er am Abend in die Küche geschlichen war und alles aus dem Kühlschrank mitgenommen hatte, was er tragen konnte. Natürlich hatten sie ihn erwischt. Aber niemand hatte geschimpft. Sie hatten gesagt, er sei krank und er müsse sich nicht schämen.

Und dann war ein Wunder geschehen. Tante Rosi war gekommen und hatte gesagt: „Ich habe alles geklärt. Du kannst bei mir wohnen. Ich werde mich um dich kümmern."

Er war so glücklich gewesen, dass er gar nicht mehr aufhören konnte zu weinen. Aber Tante Rosi hatte gesagt, er dürfe nicht weinen, sondern er solle schon mal losgehen und unten an der Straße auf sie warten, sie würde gleich nachkommen.

Also war er losgegangen, durch den Flur zum Fahrstuhl, mit dem er ins Erdgeschoss gefahren war. Dort unten saß immer ein Mann in einem kleinen Haus und schaute alle genau an, die in das große Haus rein- oder rausgingen. An dem Abend war der Mann nicht da und er war einfach hinaus auf die Straße gelaufen, ohne dass ihn jemand gefragt hätte, wo er hinwolle. Er hatte sich an die Mauer vor dem Haus gestellt und sich ganz eng an die kalten Steine gedrückt. Er war froh gewesen, dass es schon Abend und die Straße menschleer war. Er schämte sich immer, wenn Fremde ihn sahen.

39.

„Wir bekommen Besuch, schon sehr bald. Ein Mädchen“, hatte Tante Rosi eines Abends zu ihm gesagt.

„Es ist kein nettes Mädchen.“ Tante Rosi hatte traurig den Kopf geschüttelt. „Sie lacht über Jungs wie dich.“

Er hatte Tante Rosi ängstlich angeschaut. Er verstand nicht, wieso sie ihm das erzählte.

„Sie lacht über Jungs wie dich“, hatte sie wiederholt und seinen Arm gedrückt. „Du musst keine Angst haben, sie wird nicht lange bleiben und ich beschütze dich. Du darfst nie vergessen, dass ich immer für dich da bin! Niemand kann uns beide auseinanderbringen, egal, wie sehr sie es versuchen!“

Jemand wollte sie auseinanderbringen? Wer wollte sie trennen? Das Mädchen? Er war bei Tante Rosis Worten in Panik verfallen. Alles in ihm hatte sich zusammengekrampft.

Er war anders als die anderen, das hatte er begriffen. Er war dick und er aß zu viel. Er weinte oft und verstand meistens nicht, was die Leute zu ihm sagten. Aber er hatte schon lange niemanden mehr geschlagen. Und es hatte schon sehr lange niemand mehr über ihn gelacht. Alles war gut, seitdem er bei

Tante Rosi war! Wollte dieses komische Mädchen, das bald zu ihnen kommen sollte, das alles kaputt machen? Er begann zu weinen.

„Niemand sollte über einen wunderbaren Jungen wie dich lachen", sagte Tante Rosi. „Das ist nicht in Ordnung. Du bist ein guter Junge. Sie ist ein böses Mädchen. Sie will nur Ärger machen."

Dann war sie zu dem Schrank mit dem großen Schloss gegangen und hatte ihm einen Schokoriegel gegeben. Er liebte Schokoriegel. Er hatte schon oft daran gedacht, den Schrank einfach aufzumachen und sich alles zu holen, was darin war. Aber dann wäre Tante Rosi böse auf ihn geworden. Und er wollte nicht, dass Tante Rosi böse auf ihn war, also tat er es nicht, auch wenn er jede Minute des Tages an den Schrank und die Köstlichkeiten, die darin lagen, denken musste.

„Sie hat gesagt, dass du ein Dummkopf bist. Ein Idiot und dass sie froh ist, dass Leute wie du weggesperrt werden. Das ist nicht schön. Vielleicht braucht sie eine Strafe."

Tante Rosi hatte seinen Kopf gestreichelt, während sie gesprochen und er gespürt hatte, wie ihm der Speichel beim Essen des Schokoriegels aus dem Mund lief. Er hatte die Augen geschlossen, wie er es meistens tat, wenn jemand etwas sagte, was er nicht verstand. Wieso wurden Leute wie er weggesperrt? Aber sicher konnte niemand ihn meinen, denn er war nicht weggesperrt. Er war bei Tante Rosi.

Wollte das Mädchen ihn wegsperren?

40.

Das Mädchen, das Tante Rosi schließlich mit nach Hause gebracht hatte, war hübsch gewesen. Sie hatte schwarze Haare und schwarze Augen. Sie war ganz dünn und klein, ganz so, als würde sie nie etwas essen. Obwohl Tante Rosi gesagt hatte, sie sei nicht nett, hatte er sie anfangs gemocht, denn sie hatte die ganze Zeit geweint. Genau wie er. Vielleicht hatte sie genauso viel Angst wie er, hatte er gedacht.

Doch dann hatte das Mädchen plötzlich nach Tante Rosi getreten, als sie es anfassen wollte. Sie hatte angefangen zu schreien und begonnen, immer schlimmer um sich zu treten. Er hatte sich die Ohren zugehalten, so sehr hatte sie geschrien. Tante Rosi hatte ihn verzweifelt angesehen. Sie hatte sich neben ihn gestellt und das Mädchen beobachtet, das die ganze Zeit schrie. Es war ein Glück, dass Tante Rosi sie an den Händen gefesselt hatte, sonst hätte sie bestimmt etwas kaputt geschlagen.

„Wir müssen etwas unternehmen, sie will uns wehtun", hatte Tante Rosi gesagt. „Schau, wie sie versucht, uns zu treten. Sie ist ein böses Mädchen."

Er hatte gedacht, dass er auch treten und schreien würde, wenn ihn jemand gefesselt hätte, aber natürlich hatte er das nicht gesagt, denn Tante Rosi wusste es sicher besser und das Mädchen war böse. Sie hatte ein paar Tabletten genommen und in Wasser zerdrückt, dann hatte sie das Mädchen gezwungen, das Glas leer zu trinken. Irgendwann war das Mädchen eingeschlafen.

Er war sehr froh gewesen, dass endlich wieder Ruhe war, aber Tante Rosi hatte ihm erklärt, dass das Mädchen bald aufwachen werde und es besser sei, wenn man sie vorher bestrafen würde. Er hatte es komisch gefunden, jemanden zu bestrafen, der schlief. Er hatte selber lieber schlafen wollen, es war bestimmt spät gewesen und eigentlich ging er früh ins Bett.

„Sie hat auf dem Weg hierher gesagt, dass du ein Idiot bist, der in eine Anstalt gehört." Tante Rosi hatte betrübt den Kopf geschüttelt. „Sie hat mich hässlich genannt und dumm, weil ich mit einem dicken Monster wie dir zusammenlebe und mich um dich kümmere. Ich befürchte, wenn sie uns verlässt, wird sie sofort dafür sorgen, dass jemand kommt und dich holt. Sie meint, dass Idioten wie du am besten weggesperrt werden sollen!"

Da war er wütend geworden, denn das Mädchen war genauso gemein wie seine Mutter. Die hatte auch immer solche Sachen gesagt. Und wenn jemand nicht dumm oder hässlich war, dann Tante Rosi. Es gab keinen besseren Menschen als Tante Rosi und er hasste das Mädchen, weil es so gemein zu ihr gewesen war.

„Wenn sie aufwacht, wird sie bestimmt wieder so furchtbare Dinge zu mir sagen", hatte Tante Rosi gemurmelt und angefangen zu weinen.

Sie hatte am ganzen Körper gezittert.

Da hatte er das Mädchen geschlagen. Er wusste nicht, wo die Stange hergekommen war, die auf dem Boden in der Küche lag. Aber es hatte gutgetan, sie zu nehmen und mit ihr auf das Mädchen einzuschlagen. Es würde nie wieder etwas Böses zu Tante Rosi sagen.

Nach ein paar Schlägen hatte er gestoppt und sich ängstlich zu Tante Rosi umgedreht. Es war falsch, andere Menschen zu schlagen, egal wie gemein sie waren. Das hatten die anderen früher im Haus immer und immer wieder gesagt. Sie hatten gesagt, es sei falsch gewesen, dass er seine Mutter geschlagen hatte. Aber Tante Rosi hatte gelächelt und gesagt, diesmal es sei in Ordnung, denn das Mädchen sei ein schlechter Mensch und schlechte Menschen dürfe man schlagen. Dann war sie selber zu dem Mädchen gegangen, hatte es getreten und mit einem Messer in ihre Haut geritzt. Sie hatte sogar ihre Küchenhandschuhe angezogen und den Hals des Mädchens ganz fest gedrückt.

„Siehst du, so böse ist sie, dass sogar ich sie schlage und würge!“, hatte Tante Rosi gesagt und sich auf einen der Küchenstühle gesetzt. Sie hatte plötzlich ganz blass ausgesehen und begonnen zu weinen. „Es ist vollbracht. Vielleicht sehen die Richter jetzt, dass man böse Menschen nicht so einfach davonkommen lassen kann.“

Dann hatte sie angefangen zu lachen. Es war kein fröhliches Lachen gewesen, Tante Rosi hatte ganz merkwürdig ausgesehen. Trotzdem war er sehr erleichtert gewesen, denn wenn Tante Rosi sagte, etwas sei in Ordnung, dann war es in Ordnung.

Überall in der Küche war Blut gewesen, Tante Rosi war irgendwann aufgestanden und hatte das Mädchen in das kleine Zimmer ohne Fenster getragen, das neben der Küche lag. Das Mädchen hatte sie nicht bewegt.

Anschließend hatte sie sauber gemacht und dabei ein Lied gepfiffen, das sie immer pfiff, wenn sie gute Laune hatte.

„Wir lassen sie schlafen, dann fahre ich das Mädchen nach Hause“, hatte sie angekündigt.

Er froh gewesen, als Tante Rosi das gesagt hatte. Er wollte sie nicht im Haus haben, sie störte und er wollte nicht, dass Tante Rosi sich um sie kümmerte. Später hatten sie das Mädchen gemeinsam in Tante Rosis Auto getragen und hinten auf den Rücksitz gelegt, denn es schlief immer noch ganz fest.

„Heute ist es zu spät, ich fahre sie morgen Abend nach Hause“, hatte Tante Rosi ihm erklärt.

Er hatte sich gewundert, warum das Mädchen im Auto schlafen musste. Es war sehr kalt draußen und sie würde bestimmt frieren.

„Sie friert nicht, keine Sorge“, hatte Tante Rosi ihn beruhigt und er war mit dieser Antwort zufrieden gewesen, denn er war froh, dass das Mädchen aus dem Haus war.

Er wollte sie einfach nur vergessen.

41.

„Möchtest du etwas essen?“

Tante Rosi fragte ihn immer, ob er essen wollte und er sagte immer ja, denn er hatte immer Hunger.

„Dann wollen wir mal sehen, was wir Schönes für dich haben“, sagte sie mit ihrer netten Stimme und ging zum Kühlschrank. „Wie wäre es mit Würstchen und Kartoffelsalat?“, fragte sie ihn, ohne sich umzudrehen. „Das magst du doch gerne und du musst schön stark sein in der nächsten Zeit. Wir bekommen bald wieder Besuch.“

Sie drehte sich nun um und lächelte ihn an, aber er lächelte nicht wie sonst zurück. In seinem Bauch hatte es ganz kurz gezuckt. Es war kein schönes Gefühl gewesen. Warum hatte es gezuckt? Tante Rosi war nett zu ihm, warum hatte sein Bauch gezuckt?

Der kurze Schmerz war nicht vergleichbar gewesen mit den Schmerzen damals, wenn seine Mutter ihn beschimpft hatte.

„So, mein Schatz, die Würstchen liegen ganz weit weg von den Kartoffeln, so wie du es am liebsten hast“, sagte Tante Rosi und stellte einen Teller vor ihn auf den Tisch.

Sie holte die Ketchupflasche und machte ein Herz aus Ketchup zwischen den Kartoffelsalat und die Würstchen.

„Ein Herzchen für mein Herzchen", sagte Tante Rosi und strich ihm sanft durch die Haare. „Ich war sehr stolz auf dich neulich, als das Mädchen zu Besuch war. Du hast mir richtig geholfen und ich glaube, dass wir zusammen etwas sehr Gutes getan haben, das vielen Menschen helfen wird."

Er liebte es, wenn Tante Rosi Ketchupherzen machte. Er begann zu essen und das kurze schmerzhafte Ziehen in seinem Bauch war weg.

42.

Das neue Mädchen war blond und sehr hübsch. Tante Rosi hatte sie am Nachmittag mitgebracht und nun saß sie in der Küche auf dem Stuhl. Ihre Hände waren gefesselt, wie schon bei dem Mädchen davor. Wahrscheinlich war sie auch böse. Sie sah allerdings aus, als hätte sie Angst. Sie zitterte. Er hätte sie gerne in die Arme genommen, aber Tante Rosi schüttelte den Kopf, als sie sah, dass er zu dem Mädchen ging.

„Pass auf!", rief sie. „Das Mädchen ist gefährlich, sie will dich beißen!"

Das Mädchen hatte bei den Worten von Tante Rosi ganz erschreckt geguckt, aber er war lieber nicht zu ihr gegangen, denn Tante Rosi hatte ihn noch nie angelogen. Wenn sie sagte, dass Mädchen wolle ihm wehtun, dann würde es ihm auch wehtun. Sie hatten sehr lange in der Küche gesessen. Er hatte gegessen. Tante Rosi hatte ihm Milchreis gemacht. Er liebte Milchreis. Er hatte eine riesige Portion bekommen, die ihn zwar nicht satt machte, aber er wusste, dass es mehr als sonst gewesen war. Während er gegessen hatte, hatte Tante Rosi Tabletten in einem Glas Wasser aufgelöst und das Mädchen musste alles trinken. Danach war sie eingeschlafen, genau wie das andere Mädchen.

„Sie hat gelacht, als ich ihr von dir erzählt habe“, sagte Tante Rosi zu ihm und strich ihm mit ihrer Hand sanft über den Kopf. „Sie hat auch gesagt, ich sei eine dumme alte Frau, weil ich dich bei mir wohnen lasse und mich um dich kümmere. Sie hat gesagt, dass sie dafür sorgen wird, dass sie kommen und dich abholen. Sie ist genauso schrecklich wie das andere böse Mädchen.“

Er spürte, wie sich sein Bauch zusammenkrampfte. Nicht mehr bei Tante Rosi sein, war das Schlimmste, was er sich vorstellen konnte. Er begann zu weinen. Tante Rosi nahm ihn in den Arm und drückte ihn ganz fest an sich.

„Nicht weinen, mein Junge“, tröstete sie ihn sanft. „Ich werde es nicht zulassen, dass sie kommen und dich holen. Niemand wird uns trennen. Wir müssen das Mädchen bestrafen, dann wird sie uns nicht schaden.“

Sie hatte auf die Stange gedeutet, die in einer Ecke der Küche lag. Sie war noch voller Blut von dem anderen Mädchen.

43.

Er saß in seinem Zimmer und sah wie jeden Nachmittag fern. Aber die Bilder auf dem Bildschirm interessierten ihn schon seit Tagen nicht. Er hatte Angst. Angst, dass Tante Rosi noch ein Mädchen mitbringen könnte. Warum brachte sie diese bösen Mädchen nach Hause? Wo kamen sie her? Was wollten sie von ihm und Tante Rosi? Er verstand das alles nicht. Aber er wollte, dass es aufhörte. Denn er wollte niemanden mehr schlagen.

Nachdem er das blonde Mädchen mit der Stange geschlagen hatte, war ihm ganz schlecht geworden. Es musste doch falsch sein, alle hatten immer gesagt, es sei falsch, jemanden zu schlagen. Aber Tante Rosi hatte ihm zugelächelt und gesagt, es sei in Ordnung, er solle weitermachen. Aber er konnte nicht. Er wollte nicht mehr auf das Mädchen einschlagen, das vor ihm auf der Erde lag und sich nicht mal bewegte. Er hatte angefangen zu weinen.

Tante Rosi hatte ihn diesmal nicht getröstet. Sie hatte nicht gelächelt, sondern ihren Kopf auf die Brust des Mädchens gelegt. Dann hatte sie die Stange genommen. Er hatte vor Angst geschrien, als sie zugeschlagen hatte.

„Ich tue das nur für uns, damit du bei mir bleiben kannst", hatte Tante Rosi gesagt.

Danach hatte sie das schlafende Mädchen allein aus dem Haus gezogen und in ihr Auto gebracht. Seitdem hatte Tante Rosi nicht mehr mit ihm gesprochen und er wusste, dass sie böse auf ihn war. Es war das erste Mal in seinem Leben, dass er sich selber hasste. Er verstand einfach nicht, warum alle immer gesagt hatten, dass es falsch war, einen anderen Menschen zu schlagen, Tante Rosi aber plötzlich sagte, es sei in Ordnung. Es sei sogar das Richtige. Wie konnte es richtig sein, ein hübsches Mädchen zu schlagen, das weinte?

Die Tränen schossen ihm schon wieder in die Augen. Er stand von seinem Bett auf und ging zur Küche. Er würde Tante Rosi sagen, dass sie keine Mädchen mehr nach Hause bringen sollte. Dann würde alles wieder so sein wie früher.

44.

Als er in die Küche kam, saß ein neues Mädchen am Küchentisch. Sie hatte dunkle Haare und Augen, die ganz rot vom Weinen waren.

Er sah Tante Rosi entsetzt an. Er hatte ihr doch gesagt, sie solle keine Mädchen mehr mitbringen. Tante Rosi lächelte ihm zu.

„Es muss sein, mein Schatz!“, sagte sie und wollte ihn streicheln, doch er zog seinen Arm weg.

„Sie ist nicht böse!“, sagte er zu Tante Rosi und zeigte auf das Mädchen, das mit gesenktem Kopf am Tisch saß und sie nicht ansah.

„Doch, sie will dich hier wegholen!“, rief Tante Rosi und sah ihn ganz merkwürdig an. „Sie will allen erzählen, dass du hier bei mir bist! Dann kommen sie und holen dich ab. Und wir sehen uns nie wieder.“

Natürlich begann er sofort zu weinen, als sie das sagte. Aber ein anderes Gefühl in seinem Bauch war plötzlich stärker als seine Angst.

„Ich haue sie nicht“, sagte er leise. „Ich will das nicht mehr machen. Es ist falsch. Niemand darf hauen.“

Tante Rosi sah ihn lange an.

„Gut, dann warten wir“, meinte sie schließlich und machte Essen.

Das Mädchen bekam nichts zu essen. Sie tat ihm leid. Es gab Nudeln und sie hatte bestimmt Hunger. Er schob seinen Teller zu ihr rüber, auch wenn er seine Nudeln lieber allein gegessen hätte. Sie hob ihren Kopf und sah ihn an. Er konnte sehen, dass sie große Angst hatte.

„Wenn du keinen Hunger hast, kannst du in dein Zimmer gehen“, sagte Tante Rosi und nahm seinen Teller weg. Ihre Stimme hatte zum ersten Mal, seit er sie kannte, kalt geklungen. Tante Rosi war böse auf ihn, weil er sein Essen teilen wollte. Die Leute früher im Haus hatten ihm beigebracht, es sei gut, wenn man sein Essen teile und nicht alles allein in sich hineinstopfe. Warum war alles plötzlich anders als früher?

45.

Tante Rosi war immer noch böse auf ihn. Sie war böse, weil er das Mädchen nicht schlagen wollte, das hatte er verstanden. Sie hatte es in das kleine Zimmer ohne Fenster neben seinem gebracht, wo er sie manchmal weinen hörte. Tante Rosi gab dem Mädchen nichts zu essen, was er gemein fand. Sie musste schrecklichen Hunger haben. Er hatte versucht, ein Brot vom Frühstückstisch mitzunehmen und es dem Mädchen zu bringen, aber da war Tante Rosi wütend geworden und hatte mit ihm geschimpft.

„Sie bekommt nichts zu essen. Sie ist ein schlechter Mensch", hatte Tante Rosi ihm erklärt. „Jedes Mal, wenn ich in ihr Zimmer gehe, sagt sie zu mir, dass ich eine dumme alte Kuh bin und dass sie dich hasst. Sie will zur Polizei gehen und sagen, dass ich dich verstecke."

Er war so verwirrt, dass er zu weinen begann. Sein Bauch krampfte sich zusammen. Es tat fürchterlich weh. Er verstand die Welt nicht mehr. Tante Rosi hatte ihn noch nie angelogen. Aber wenn er in seinem Bett lag und den Kopf gegen die Wand hielt, konnte er hören, wenn sie in das Zimmer des Mädchens ging. Das Mädchen hatte, seit es hier war, kein Wort gesagt, auch nicht, wenn Tante Rosi in das Zimmer ging. Das Mädchen schwieg oder weinte.

Warum log Tante Rosi ihn an? Er hatte verstanden, dass sie wollte, dass er das Mädchen schlug, so wie die anderen beiden. Aber warum wollte sie, dass er etwas Falsches tat?

Das Mädchen musste furchtbaren Hunger haben. Er hatte schreckliche Angst, dass Tante Rosi so böse auf ihn werden könne, dass sie ihm auch nichts mehr zu essen gab.

46.

Er lag in seinem Zimmer auf seinem Bett und hatte Angst, denn er hatte etwas Verbotenes getan. Er hatte dem Mädchen Wasser gebracht. Und ein Brötchen. Er hatte das Brötchen beim Frühstück in seine Tasche gesteckt, als Tante Rosi gerade nicht geschaut hatte. Tante Rosi kaufte immer sehr viele Brötchen, weil er so einen großen Hunger hatte. Er wusste nicht, was er fühlen sollte. Das Mädchen hatte ihn so dankbar angeschaut, als er ihr das Brötchen und das Wasser gegeben hatte. Aber er hatte etwas getan, das Tante Rosi nicht erlaubt hatte. Sie würde böse auf ihn sein, wenn sie es herausfand. Tante Rosi war früher nie böse auf ihn gewesen, doch jetzt war sie es, das wusste er.

Das Mädchen hatte die Flasche, die er mit Leitungswasser gefüllt hatte, in einem Zug ausgetrunken. Dann hatte sie das Brötchen verschlungen. Sie hatte großen Hunger, genau wie er gedacht hatte. Er hatte gerade gehen wollen, als das Mädchen zu sprechen begann.

„Ich habe nichts getan“, hatte sie leise gesagt und ihn angesehen. Es hatte ihn noch nie jemand so angesehen, wie das Mädchen.

Seine Eltern hatten ihn immer verächtlich, die Leute im Haus hatten ihn mitleidig angesehen. Aber sie, sie hatte ihn angesehen, als wäre er normal. Sie schien nicht zu sehen, wie dick er war. Oder dass er dumm war.

Er lag auf seinem Bett und drückte sein Ohr an die Wand, um zu hören, was das Mädchen machte. Es war ganz still in ihrem Zimmer. Er wusste, dass er sie niemals würde schlagen können. Sein Bauch krampfte sich zusammen, denn er hatte Angst, dass Tante Rosi ihm befehlen würde, es zu tun. Was sollte er dann machen? Er wollte doch alles tun, um Tante Rosi glücklich zu sehen. Sein Kopf begann zu schmerzen.

Er versuchte zu schlafen, damit die ganzen furchtbaren Dinge, die er nicht verstand, aus seinem Kopf verschwanden.

Im Zimmer von dem Mädchen war es immer noch ganz still.

47.

Er wollte Tante Rosi alles sagen, aber er traute sich nicht. Sie würde so enttäuscht sein, wenn sie hörte, dass er dem Mädchen zu essen und zu trinken brachte. Er traute sich nicht mehr, Tante Rosi anzusehen. Wenn sie ihn zum Essen rief, sah er nur noch auf seinen Teller. Aber es schien, als bemerke sie das gar nicht. Tante Rosi hatte sich verändert, seit das Mädchen da war. Sie ließ dauernd etwas fallen und als es an der Tür geklingelt hatte, war sie aufgesprungen und hatte ihm den Mund zugehalten.

„Geh in dein Zimmer und komme nicht raus", hatte sie gesagt und dabei ganz kalt und böse geklungen.

Er hatte begonnen zu zittern.

„Vielleicht kommen sie und wollen dich holen", hatte Tante Rosi ihm ins Ohr gezischt und ihn in sein Zimmer geschoben. „Das Mädchen hat ihnen bestimmt alles erzählt!"

Es war ein Mann an der Tür gewesen, Tante Rosi hatte zu ihm gesagt, dass sie nichts brauche. Dann hatte sie die vielen Schlösser an der Haustür wieder verriegelt. Er hatte an seiner Zimmertür gestanden und versucht zu hören, wer gekommen war. Vielleicht waren es die Leute, die ihn holen wollten.

Aber der Mann war wieder weggegangen und Tante Rosi hatte gelacht. Ganz schrill und komisch.

„Falscher Alarm, der Mann wollte nur etwas verkaufen, wie dumm von mir, so in Panik zu geraten", hatte sie gelacht, als sie in sein Zimmer gekommen war. „Wir müssen das Mädchen loswerden", sagte sie und hatte ihm über den Kopf gestreichelt. „Sie wird uns verraten."

Er wusste, dass er dumm war, aber konnte das Mädchen sie wirklich verraten, wenn sie allein in dem Zimmer saß? Mit wem sollte sie sprechen? Wie sollte das gehen? Es gab so viel, was er nicht verstand. Wieso erzählte Tante Rosi auf einmal, dass sie ihn holen wollten? Sie hatte ihn doch mitnehmen dürfen aus dem Haus. Sie hatte ihm gesagt, er könne bei ihr wohnen und noch am gleichen Abend war sie mit ihm in ihr Haus gefahren. Sie hatte gesagt, er brauche seine Sachen nicht, sie werde ihm alles neu kaufen. Nur seinen alten Stoffbären hatte sie ihm eingepackt, während er draußen auf der Straße gestanden und auf sie gewartet hatte.

„Wir sollten das Mädchen sehr bald bestrafen", Tante Rosi sah ihn so durchdringend an, dass sein Bauch zu schmerzen begann. „Gemeinsam schaffen wir es, Dennis. Wir gehören zusammen und das Mädchen darf uns nicht trennen."

48.

„Eddie scheint eine Spur aufgenommen zu haben. Ich renne jetzt einem Hund hinterher und hoffe inständig, dass es sich lohnt."

Falk von Heeren, der am anderen Ende der Leitung gewesen war, hatte das Gespräch beendet und Amaryllis legte ihr Handy auf den Tisch. Während ihr Kollege bei Regen hinter den Mantrailern durch den Wald lief, saß sie in einem gemütlichen, wenn auch lauten Café am Prenzlauer Berg und wartete auf Lydia Treunemann. Ihre Gesprächspartnerin hätte schon vor zehn Minuten eintreffen sollen, doch Amaryllis war trotz des Drucks, der auf der Polizei lastete, Dennis Kallmann und die vermisste Fiona Voss zu finden, froh über die unvermutete Pause. Ihr Rücken schmerzte und sie hatte seit dem Gespräch mit Rosita Bodans in dem Heim für betreutes Wohnen rasende Kopfschmerzen.

Sie hatte an diesem Morgen bemerkt, dass sie den Knopf ihrer schwarzen Stoffhose nur noch mit Mühe schließen konnte. Ihre Mutter, die mitten in der Nacht aufgestanden sein musste, um ein traditionelles warmes indisches Frühstück für ihre Tochter vorzubereiten, hatte sie besorgt angesehen.

„Du musst zur Ruhe kommen, Kind. Ich weiß, dass du das nicht hören willst, und ich habe immer die Meinung vertreten, dass eine Schwangerschaft keine Krankheit ist, aber man kann nicht mit 150 Prozent Leistungskraft durch diese neun Monate rennen. Wenn du dich nicht schonst, gefährdest du dein Kind!"

Amaryllis seufzte und trank einen Schluck von ihrem Pfefferminztee, den sie sich schweren Herzens anstatt ihres geliebten Cappuccinos bestellt hatte. Sobald sie Fiona Voss und Dennis Kallmann gefunden hatten, würde sie sich mindestens eine Woche Urlaub nehmen und den Rest ihrer Schwangerschaft im Innendienst verbringen.

„Frau Winter?", eine Frau war an ihren Tisch getreten und lächelte Amaryllis freundlich an. „Ich bin Lydia Treunemann vom Verein für mehr Schutz unserer Kinder vor Gewalttaten. Wir hatten telefoniert, da Sie gerne ein paar Informationen von uns haben wollten. Entschuldigen Sie bitte die Verspätung, aber wir halten eine Mahnwache für die beiden toten Mädchen am Kollwitzplatz ab und heute war viel los, ich bin einfach nicht früher weggekommen."

Lydia Treunemann setzte sich an den Tisch und winkte dem Ober. „Es ist verdammt kalt da draußen, ich brauche dringend eine heiße Schokolade."

„Vielen Dank, dass Sie gekommen sind, Frau Treunemann", sagte Amaryllis. „Sie und ihr Verein sind sehr aktiv, wir hoffen daher, dass Sie vielleicht Kenntnisse haben, die uns nützen könnten."

Es war offensichtlich, dass die Kommissarin mit ihren Worten die Neugierde ihres Gegenübers geweckt hatte. Amaryllis zweifelte allerdings mittlerweile an der Sinnhaftigkeit des Gespräches. Es war nicht mehr als ein Instinkt oder Gefühl gewesen, das ihr gesagt hatte, dass der Verein ihr weiterhelfen könnte. Ein Gefühl, das mit großer Wahrscheinlichkeit falsch war, während sie kostbare Zeit verschwendete, die sie besser in die Suche nach Fiona Voss investiert hätte. Sie hatte überlegt, den Termin abzusagen, hatte sich aber dagegen entschieden, weil ihre Anwesenheit im Wald bei der Suche der Mantrailer nicht zwingend notwendig schien. Ihr schmerzender Rücken hatte ein Übriges getan.

„Sie sind Gründungsmitglied des Vereins, soweit ich verstanden habe", begann Amaryllis. „Darf ich fragen, warum Sie sich so stark für das Thema engagieren?"

„Natürlich", nickte Lydia Treunemann. „Der Sohn meiner Schwester wurde vor über zehn Jahren von einem Auto überfahren. Es stellte sich heraus, dass der Fahrer ein stadtbekannter Drogendealer und zur Zeit des Unfalls total high war. Er wurde zu einer milden Strafe wegen verminderter Schuldfähigkeit verurteilt, war innerhalb kürzester Zeit wieder aus dem Gefängnis raus und hat weiter mit Drogen gedealt. Diese Ungerechtigkeit hat mich fertig gemacht und macht mich bis heute fertig. Das Leben meiner Schwester und meines Schwagers wurde zerstört und der Schuldige hat seine gerechte Strafe nicht bekommen."

„Haben viele der Vereinsmitglieder solche persönlichen Erfahrungen gemacht?", wollte Amaryllis wissen.

„Ja, fast alle. Es gibt immer mal wieder Menschen, die sich so für das Thema interessieren, aber wer sich wirklich engagiert, der tut das meistens, weil er betroffen ist."

„Wie läuft die Arbeit Ihres Vereines ab?", fragte Amaryllis. „Wie entscheiden Sie, für welche Fälle Sie auf die Straße gehen?"

„Oft werden wir von Angehörigen angesprochen, manchmal, wie im Fall der beiden toten Mädchen, erfahren wir aus der Zeitung von einem Verbrechen. Es klingt makaber,

aber der Tod der Mädchen ist ein sehr guter, wenn auch unendlich trauriger Anlass, auf unser Anliegen aufmerksam zu machen."

Lydia Treunemann hielt einem Moment inne, als müsse sie überlegen, wie sie am besten ausdrücken konnte, was sie sagen wollte. „Meistens protestieren wir, wenn den Tätern der Prozess gemacht wird, aber da ist es eigentlich schon zu spät. Die Beweisaufnahme ist abgeschlossen, Gutachten über den Täter sind gestellt, die Richter können nur noch im Rahmen des Gesetzes entscheiden. Diesmal wollen wir schon vor dem Prozess auf mögliches Unrecht hinweisen."

„Sie wissen aber doch gar nicht, wer der Täter ist", wandte Amaryllis ein und dachte an Dennis Kallmann.

Es war sehr wahrscheinlich, dass der junge Mann, wenn es zu einem Prozess kam, als vermindert schuldfähig gelten würde. Aber war das in seinem Fall nicht mehr als gerecht? Dennis Kallmann war, wenn ihre bisherigen Ermittlungen stimmten, ausgenutzt und in ein Verbrechen getrieben worden, das er allein niemals begangen hätte. Die Kommissarin konnte im Gesicht von Lydia Treunemann sehen, wie sehr die Frau für ihr Anliegen brannte und überzeugt davon war, das Richtige zu tun. In einigen Fällen hatte sie sicher recht, aber oft war die Verurteilung eines Täters eine Gratwanderung, um die man einen Richter nicht beneiden konnte.

„Nein, aber wir können ahnen, dass er und seine Anwälte alles versuchen werden, damit er seiner gerechten Strafe entgeht!"

Die bis zu diesem Zeitpunkt freundliche Stimmung am Tisch drohte zu kippen, Frau Treunemann wirkte aufgebracht und fühlte sich offenbar angegriffen.

Amaryllis lächelte beschwichtigend. „Ich verstehe Ihre Argumente sehr gut", sagte sie. „Ich wollte mit Ihnen etwas anderes besprechen und hoffe, dass Sie mir helfen können. Die Anzahl der Verbrechen gegen das Leben in Berlin und Brandenburg ist zwar nicht niedrig, aber doch überschaubar, vor allem, wenn man Tötungsdelikte an Kindern betrachtet. Wir haben Grund zu der Annahme, dass der Täter aus einem persönlichen Motiv heraus handelt, vielleicht selber ein Kind oder einen nahen Angehörigen durch ein Gewaltverbrechen verloren hat.“ Amaryllis machte eine kurze Pause, um zu sehen, wie ihr Gegenüber auf das Gesagte reagierte. Doch Lydia Treunemann hatte ihre Augen auf die Tasse mit heißer Schokolade vor sich fixiert und es war unmöglich, ihre Gefühlslage zu erkennen.

„Wir haben alle in Betracht kommenden Fälle der vergangenen Jahre ohne Ergebnis überprüft.“

Die Vorsitzende des Vereins zum Schutz von Opfern schaute bei diesen Worten der Kommissarin hoch, sie wirkte irritiert.

„Ich verstehe nicht, was Sie von mir wollen“, sagte sie.

„Es muss nicht immer ein Tötungsdelikt sein, das eine Familie zerstört“, erklärte Amaryllis. „Eine schwere Verletzung, die einen geliebten Menschen für den Rest seines Lebens einschränkt, vielleicht ans Bett fesselt, ist ebenso traumatisierend für eine Familie. Vielleicht ist es sogar noch schlimmer, das kann nur wissen, wer so etwas erlebt hat. Wir stehen unter großem Zeitdruck, das dritte vermisste Mädchen zu finden, daher wende ich mich an Sie. Bis wir alle Akten von solchen Fällen durchsucht haben, würde viel zu viel Zeit vergehen. Unsere Hoffnung ist, dass Sie oder jemand aus Ihrem Verein sich vielleicht an einen derartigen Fall erinnern. Uns ist natürlich klar, dass es eine vage Hoffnung ist, aber wir müssen alles tun, was wir können, um wenigstens ein Kind zu retten.“

„Sofern die Prozesse öffentlich sind, versuchen wir ihnen beizuwohnen und nach dem Urteil, wenn der Täter in unseren Augen zu leicht davonkommt, Alarm zu schlagen. Wir haben tatsächlich eine ganz gute Datenbank."

Vielleicht war es doch keine so dumme Idee gewesen, bei dem Verein nachzufragen, dachte Amaryllis hoffnungsvoll, wurde jedoch sofort enttäuscht.

„Ich sollte lieber sagen, wir hatten eine gute Datenbank", fuhr Lydia Treunemann fort. „Die Dame, die bis vor zwei Jahren alles akribisch in ihrem Computer archiviert hat, ist uns leider abhandengekommen."

„Was soll das bedeuten, sie ist Ihnen abhandengekommen?", fragte Amaryllis erstaunt.

„Frau Berg war zwar kein Gründungsmitglied, war aber fast seit Anfang an dabei, sie hat sehr aktiv mitgearbeitet bis vor ungefähr zwei Jahren, als sie sich zurückgezogen hat. Sie hatte sich übernommen im Beruf und vielleicht auch bei der Arbeit für unseren Verein. Dagmar hat uns die Details nie genannt, aber sie hatte wohl ein Burnout oder einen Zusammenbruch und ist in den vorzeitigen Ruhestand gewechselt. Sie hatte eigentlich angekündigt, mehr und nicht weniger ihrer Zeit in den Verein zu investieren, aber sie war plötzlich verschwunden. Von einem Tag auf den anderen war sie nicht mehr unter ihrer Telefonnummer zu erreichen und scheint aus ihrer Wohnung ausgezogen zu sein. Wir hatten schon länger vermutet, dass ihre Probleme mit der Reha nach dem Burnout nicht zu Ende waren, aber sie wollte sich niemanden anvertrauen. Dagmar ist eigentlich ein sehr lieber Mensch, aber sie wurde manchmal regelrecht aggressiv, wenn sie das Gefühl hatte, dass unser Verein keine Fortschritte machte", Lydia Treunemann sah die Kommissarin mit Bedauern im Blick an. „Frau Berg hat die Datenbank auf ihrem Privatcomputer geführt, auf den wir keinen Zugriff mehr haben. Natürlich war das ein Fehler, aber wir hatten kein Geld für einen Computer der nur dem Verein zur Verfügung steht. Leider kann ich Ihnen unsere Daten nicht mehr zur Verfügung stellen."

Amaryllis holte tief Luft, die Datenbank des Vereins interessierte sie nicht mehr. „Die Frau heißt Dagmar Berg? Sie haben uns mehr geholfen, als Sie sich vorstellen können."

49.

„Ich gebe neidlos zu, du hast einen Volltreffer gelandet. Du kannst stolz auf dich sein!“ Falk von Heeren war die ehrliche Begeisterung über den Ermittlungserfolg seiner Kollegin anzusehen.

„Ein echter Erfolg ist es erst, wenn wir Fiona Voss lebend finden“, schüttelte Amaryllis mit dem Kopf. „Haben Sie eine Idee, wo eine Frau in ihrer Situation sich verstecken könnte?“, wandte sie sich an Dr. Sven Justus, der ebenfalls im Konferenzzimmer der Mordkommission saß, in der die SOKO Kollwitzplatz zusammengekommen war.

Der Polizeipsychologe zögerte mit seiner Antwort. „Den Unterlagen nach, die wir von dem Kreditinstitut der Frau erhalten hat, holt sie jede Woche Geld am gleichen EC-Automaten ab. Das ist auffällig, da sie ansonsten ihre Spuren, wo sie sich aufhält, sehr gut verwischt hat. Ich würde annehmen, dass sie einen Automaten gewählt hat, der ein gutes Stück von ihrer Wohnung entfernt liegt, sonst wäre sie zu leicht aufzuspüren. Auffällig ist auch, dass die letzte Abhebung drei Tage vor dem Verschwinden von Amina Rehan getätigt wurde. Frau Berg hat im Verlaufe der vergangenen Monate den wöchentlichen Betrag, den sie abholt, langsam, aber sicher erhöht. Sie hat sich ein Polster zulegt für die Zeit, von der sie wusste, dass die Polizei ihr Bankkonto einsehen würde."

„Sie hat ihre Tat von langer Hand geplant", stellte Amaryllis ernüchtert fest. „Unser Wettlauf mit der Zeit ist nicht vorbei, sie hat nichts dem Zufall überlassen."

Die Frau, die unter dringendem Tatverdacht stand, für die Entführung von drei und den Mord an zwei Mädchen verantwortlich zu sein, hieß Dagmar Rosemarie Berg, war 65 Jahre alt und gelernte Physiotherapeutin. Ihre einzige Tochter Annabelle, genannt Bella, war vor fünfzehn Jahren während eines Campingausfluges der Familie in Brandenburg verschwunden. Bella wurde drei Wochen später auf einer Parkbank im Berliner Tiergarten gefunden, ganz in der Nähe eines großen Biergartens. Der Täter hatte sie in dem Glauben, das Mädchen sei tot, dort abgelegt. Doch Bella hatte überlebt. Sie war schwer misshandelt und sexuell missbraucht worden, unter anderem hatte der Täter mehrfach mit einer Eisenstange auf sie eingeschlagen, offenbar um sie zu töten, nachdem er sich an ihr vergangen hatte. Ihre Verletzungen waren so schwer, dass die Ärzte sie in ein künstliches Koma versetzten, niemand wusste, ob das Mädchen jemals wieder aufwachen würde.

Ihr Peiniger wurde zwei Monate nach der Tat gefasst, seine Verteidiger plädierten während des Prozesses auf verminderte Schuldfähigkeit, da ihr Mandant schwerer Alkoholiker war. Der Mann wurde schließlich wegen versuchten Mordes zu neun Jahren Haft verurteilt. Annabelle Berg starb ein Jahr nach Prozessende an den Folgen ihrer schweren Verletzungen, ohne das Bewusstsein wiedererlangt zu haben.

Dagmar Berg hatte ihre Tochter zu sich nach Hause geholt und dort aufopfernd gepflegt, ihre Ehe hatte den Belastungen nicht standgehalten und war zerbrochen. Nach Bellas Tod hatte es lange so ausgesehen, als habe Dagmar Berg den schweren Schicksalsschlag verwunden. Sie hatte sich ganz ihrer Arbeit als Physiotherapeutin verschrieben, unter anderen hatte sie dreimal pro Woche mit Dennis Kallmann gearbeitet. In ihrer Freizeit hatte Dagmar Berg sich für den „Verein für mehr Schutz unserer Kinder vor Gewalttaten und härtere Strafen für die Täter“ engagiert.

Vor ungefähr drei bis vier Jahren war Kollegen und Bekannten erstmals aufgefallen, dass Dagmar Berg sich immer öfter und aggressiver gegen die Ungerechtigkeiten des deutschen Rechtswesens äußerte, während sie sich gleichzeitig zurückzog und kaum noch soziale Kontakte pflegte. Die Diagnose „Burnout“, welche die Frau nach einem Zusammenbruch als Grund für diesen angab, war ihren Freunden und Bekannten plausibel erschienen und niemand hatte einen Zweifel daran gehegt.

„Gut möglich, dass die Frau schleichend durchgedreht ist, um es mal umgangssprachlich auszudrücken“, hatte Dr. Justus nach dem Lesen der Akte vermutet. „Sie hat alles verloren, ihre Tochter, ihren Mann und nach außen so getan, als habe sie sich im Griff. Sie hat keine Hilfe gesucht. So etwas geht selten gut. In Wirklichkeit hat ihre Seele das Erlebte nicht verkraftet, bis sie sich schließlich in eine Scheinwelt geflüchtet hat. Eine Scheinwelt, in der sie zwar keine Rache für das Erlittene nehmen konnte, aber in der sie dafür sorgen wollte, dass andere nicht so leiden müssen wie sie. Sie hat drei Mädchen entführt und zwei davon von einem Täter ermorden lassen, der mit hoher Wahrscheinlichkeit als vermindert schuldfähig gelten wird. Ich könnte mir vorstellen, dass Frau Berg so erreichen will, dass die Gesetze geändert werden. Sie ist so auf ihr Ziel fixiert, dass sie nicht mehr merkt, dass ihr Weg falsch ist und statt zu helfen, Leid über andere bringt. Paradoxerweise bringt sie sogar genau das Leid über andere, das sie selber erlitten hat. Von der Tatsache, dass Gesetzte so nicht geändert werden, mal ganz abgesehen. Es steht zu befürchten, dass die Frau selber nicht mehr zurechnungsfähig ist."

„Die Mantrailer haben die Spur in Brandenburg wieder aufgenommen", sagte Falk, der in ständigem Kontakt mit dem Hundeführer Bernd Kalis stand. „Sie sind momentan unsere größte Hoffnung. Dagmar Berg scheint sich bis auf ihre wöchentlichen EC-Automatenbesuche in Luft aufgelöst zu haben. Genau wie Dennis Kallmann."

Tatsächlich war die Tatverdächtige nach ihrer Pensionierung aus ihrer Wohnung ausgezogen, hatte sich dort aber niemals abgemeldet oder einen neuen Wohnsitz in Berlin oder einer anderen Stadt angemeldet. Ihr Bankkonto lief noch unter der alten Adresse, ebenso ihr Handyvertrag, die Autoversicherung und -zulassung. Ihr Mobiltelefon hatte die Frau trotz des laufenden Vertrages seit Jahren nicht benutzt, die Internetfunktion des Gerätes war deaktiviert, sie hatte auch hier keine Spuren hinterlassen.

„Es ist verblüffend, wie einfach man in Deutschland untertauchen kann, solange man ein Bankkonto hat und seine Rechnungen bezahlt", murmelte Amaryllis. „Aber die Frau muss irgendwo untergekommen sein, und das zusammen mit Dennis Kallmann. Die beiden können nicht auf der Straße leben, das wäre mit einem PWS-Kranken zu auffällig. Irgendjemand muss also wissen, wo sie sich aufhalten. Vielleicht sollten wir wirklich eine öffentliche Fahndung starten. Dagmar Berg könnte bei Freunden wohnen, die nicht ahnen, dass sie Dennis entführt hat, und gemeinsam mit ihm das Unrecht, das ihrer Tochter angetan wurde, wiedergutmachen will."

„Es kann sein, dass sie mit der Lüge durchkommt, sie habe die Vormundschaft für Dennis, der Junge mag sie und weiß vielleicht nicht mal, dass er das Wohnheim gar nicht hätte verlassen dürfen. Aber auch die verständnisvollsten und gutgläubigsten Freunde würden hellhörig werden, wenn man plötzlich fremde Mädchen nach Hause bringt, deren Bild am nächsten Tag auf den Titelbildern der Zeitungen prangt", widersprach Falk seiner Kollegin. „Eine öffentliche Fahndung heizt die Stimmung in Berlin nur noch mehr auf und wenn sie nicht erfolgreich ist, werden die ersten Eltern aus Angst beginnen, ihre Kinder gar nicht mehr zur Schule zu bringen. Schließlich läuft da draußen ein ‚Monster' frei herum. Und die Polizei hat keine Idee, wie sie es fangen soll."

„Ich würde ebenfalls eher glauben, dass sie alleine in einem Haus mit Dennis wohnt", stimmte Dr. Justus dem Hauptkommissar zu. „Vermieter überprüfen für gewöhnlich nicht, ob sich ihre Mieter ordnungsgemäß angemeldet haben oder nicht. Solange die Miete gezahlt wird und es sonst keinen Anlass zu Klagen gibt, dürfen Vermieter ihre eigenen vermieteten Häuser und Wohnungen ohnehin ohne Zustimmung der Mieter nicht betreten. Diese Regelung macht Frau Berg sich wahrscheinlich zunutze."

„Aber wie zahlt sie die Miete und die Nebenkosten?", fragte Amaryllis. „Es wird nur ihr Handyvertrag und die Autoversicherung per Lastschrift vom Konto abgebucht, sonst gibt es keine Daueraufträge. Sie könnte maximal eine sehr niedrige Miete jeden Monat in bar an ihren Vermieter zahlen, für alles andere holt sie zu wenig Geld ab. Und wer bekommt seine Mieteinnahmen schon gerne bar auf die Hand?"

„Wir sollten ihr Umfeld noch genauer unter die Lupe nehmen", schlug Falk vor. „Wenn unsere Vermutungen stimmen, kann sie nur umsonst bei jemandem wohnen, der sie kennt und der ihr sein Haus oder eine Wohnung überlassen hat.“

„Ok, machen wir das“, stimmte Amaryllis zu. „Aber wenn wir heute Abend kein Ergebnis haben, geben wir eine Fahndung heraus und informieren die Medien.“

Die Kommissarin betrachtete nachdenklich die Akte, die über Dagmar Berg angelegt worden war und auf deren Deckblatt das Wappen der Berliner Polizei gedruckt war.

„Wir sollten einen Aufruf an alle Kollegen in Berlin und Brandenburg ausgeben“, erklärte sie. „Nicht nur damit alle Streifen alarmiert sind, sollten sie Dagmar Berg oder Dennis Kallmann irgendwo bemerken. Wenn der Junge so auffällig ist und die Frau jahrelang für einen Verein gearbeitet hat, der sich mit Verbrechen beschäftigt, ist vielleicht ein Kollege einem der beiden in der Vergangenheit begegnet.“

„Glauben Sie, dass es möglich ist, dass Fiona Voss noch lebt?“, wandte sich Falk an Dr. Justus.

Dieser überlegte einen Moment und schüttelte schließlich den Kopf. „Es würde mich wundern. Dagmar Berg hat sich bei der Durchführung ihres Plans nicht stoppen lassen. Warum sollte sie ausgerechnet jetzt eine Pause einlegen oder Fiona Voss verschonen?“

Der Psychologe machte eine weitere Pause, bevor er sagte: „Im Gegenteil, ich befürchte, sie ist bereits auf der Suche nach einem neuen Opfer.“

50.

„Danke.“

Das Mädchen sah ihn mit ihren verweinten Augen an. Sie biss ein Stück von dem Brötchen ab, das er ihr gebracht hatte.

„Weißt du, welchen Tag wir heute haben?“, fragte sie ihn.

Er schüttelte den Kopf. *Warum wollte sie das wissen,* überlegte er. *War es nicht egal, welcher Tag war?*

„Kannst du es herausfinden?“

Sie sah ihn wieder an und er fand, dass sie wunderschön aussah. Er nickte und stand auf. In der Küche stand ein Kalender, von dem Tante Rosi jeden Morgen beim Frühstück ein Blatt abriss. Sie hatte oft versucht, ihm zu erklären, wie ein Kalender funktionierte, wie viele Tage ein Jahr hatte und all diese Sachen. Er hatte es nie richtig verstanden.

„Der 1. März“, las das Mädchen vor, als er mit dem Kalenderblatt, das er aus dem Müll gezogen hatte, zurück in ihr Zimmer kam. „Ich bin seit zwei Tagen hier.“

Dann hatte sie wieder begonnen zu weinen.

„Warum finden sie mich nicht?“, hatte sie geflüstert. „Warum finden sie mich nicht? Ich will zu meinen Eltern.“

Er wusste nicht, was er sagen sollte. Er versuchte, das Mädchen in den Arm zu nehmen, so wie Tante Rosi es früher mit ihm gemacht hatte, wenn er geweint hatte. Er war sehr vorsichtig, damit er ihr nicht wehtat. Er hatte gelernt, dass er anderen Menschen sehr schnell wehtat, wenn er sie anfasste.

Tante Rosi sah ihn merkwürdig an, als er sich am Mittag an den Tisch setzte, um die Suppe zu essen, die sie gekocht hatte.

„Hast du das Kalenderblatt aus dem Müll geholt?", fragte sie ihn und er bekam Angst, denn ihre Stimme klang ganz anders als sonst.

„Nein", sagte er und zitterte.

„Hast du es dem Mädchen gegeben?", fragte sie streng. „Ich habe es eben in ihrem Zimmer gefunden."

„Nein!", schrie er, aber er wusste, dass sie ihm nicht glaubte.

„Du musst dich entscheiden!", sagte Tante Rosi ganz ruhig. „Sie oder ich."

Sie stand auf, ging um den Tisch herum und legte ihre Hand auf seinen Arm. „Sie ist ein schlechter Mensch und will dich von hier wegholen. Sie will, dass du eingesperrt wirst. Und mich will sie auch einsperren. Dann sehen wir uns nie wieder."

Er zitterte und die Gabel fiel ihm aus der Hand. Er wusste nicht, was er tun sollte. Tante Rosi ging zu dem alten Küchenschrank, kniete sich davor und zog die Stange unter dem Schrank hervor. Sie war immer noch voll Blut.

„Komm. Wir sorgen dafür, dass sie uns nichts mehr tun kann."

Er schüttelte den Kopf. Er wollte das Mädchen nicht schlagen.

„Du wirst mich nie wiedersehen, wenn du es nicht tust!"

Tante Rosi nahm ihre Hand von seinem Arm. „Nie wieder."

Er schüttelte den Kopf. „Nein“, presste er heraus. Sein Bauch schmerzte so stark, dass er dachte, er würde zerplatzen.

Tante Rosi sah ihn böse an. „Du musst es tun! Ich befehle es dir!“

„Nein!“ Sein ganzer Körper tat weh. „Nein. Nein. Nein. Nein. Nein!“

Er begann zu wimmern.

„Du bist ein Schwächling!“

Tante Rosis Stimme klang hart und kalt wie die seiner Mutter.

Er nahm die Stange aus ihrer Hand. Sie lächelte ihn an.

„Ich wusste, dass du ein guter Junge bist“, sagte sie schmeichelnd und zog ihn in Richtung des Zimmers des Mädchens. Tante Rosi öffnete die Tür und das Mädchen schrie, als sie die Stange sah.

Dann schlug er zu.

51.

Matthias Burckhard war ein großer, leicht übergewichtiger Mann, der einen bleibenden Eindruck hinterließ, wofür unter anderem seine tiefe Stimme sorgte, mit der er sicherlich mühelos eine überdrehte Schulklasse zur Ruhe bringen konnte.

„Ich kenne Dagmar schon ewig“, erzählte der Polizeihauptmeister, dessen Haupteinsatzgebiet seit mehreren Jahren die Arbeit in Schulen in Sachen Gewaltprävention war. Er ging allerdings nur noch selten selber in die Schulen, sondern koordinierte vor allem Termine und war für die Inhalte der Schulungen zuständig.

„Das erste Mal haben wir uns vor Jahren bei einem Prozess getroffen, bei dem ich als Zeuge geladen war und sie mit ein paar anderen Mitgliedern des Opfervereins demonstriert hat. Das ist sicher über zehn Jahre her und war noch zu der Zeit, als ich aktiver Ermittler bei der Kriminalpolizei war. Wir haben uns gut unterhalten, ich muss gestehen, ich kann das Anliegen des Vereins nur unterstützen. Wir geben alles, um die Täter zu finden, und dann kommen sie mit einer vergleichsweise milden Strafe davon. Das ist manchmal hart.“

„Wann haben Sie Dagmar Berg zuletzt gesehen?“, wollte Amaryllis wissen.

„Vor ungefähr drei Monaten. Wir hatten uns auf einen Kaffee verabredet, sie hatte mich angerufen.“ Matthias Burckhard überlegte einen Moment. „Ich kann Ihnen nicht mehr sagen, warum sie sich bei mir gemeldet hatte. Vielleicht wollte sie nur ein wenig plaudern. Ich bin davon ausgegangen, dass sie wegen ihrer Pensionierung ziemlich einsam ist, ich hatte davor lange nichts von ihr gehört.“

„Sie haben sich mit ihr getroffen?“, fragte Falk nach.

„Ja, wie gesagt, wir haben zusammen Kaffee getrunken, sie war sehr interessiert an meiner Arbeit in den Schulen.“ Der Polizeibeamte lächelte verlegen. „Jetzt weiß ich auch warum. Ich habe ihr natürlich weder Daten noch Schulnamen gesagt. Wir haben im Allgemeinen über Jugendliche gesprochen und wie sehr das Internet die Welt verändert hat. Ich kann mir nur vorstellen, dass sie mein Notizbuch, das auf dem Tisch lag, durchstöbert hat, als ich auf der Toilette war. Es ist eigentlich ein privater Kalender, aber ich trage dort die Schulen ein, die von den Kollegen besucht werden, damit ich bei kurzfristigen Rückfragen die Daten immer bei mir habe. Es tut mir leid.“

Matthias Burckhard, der einen so imposanten Eindruck machte, wirkte zerknirscht und man sah ihm an, dass er entsetzt war, dass er eine solch dramatische Rolle bei dem Mord an zwei Mädchen, vielleicht sogar drei spielte.

„Wissen Sie, wo Dagmar Berg wohnt?“, ging Amaryllis zur nächsten Frage über, da es keinen Sinn machte, dem Polizeihauptmeister Vorwürfe zu machen.

„Nein, ich habe nur ihre Handynummer. Sie hat mal erwähnt, dass sie umziehen wolle, das ist aber schon Jahre her. Ich habe mir nichts dabei gedacht, wir waren Bekannte, keine engen Freunde. Ich habe mich im Nachhinein etwas geschämt, dass ich ihr keine Hilfe bei dem Umzug angeboten hatte. Dagmar ist eine alleinstehende ältere Dame, sie hätte sicher Unterstützung brauchen können. Ich war dann aber doch nicht nett genug, sie noch mal anzurufen und zu fragen, wie ich ihr helfen könne", gab er zu. „Mir fällt allerdings gerade ein, dass sie mir bei unserem letzten Treffen erzählt hat, dass sie gerne spazieren geht und es einen See in der Nähe des neuen Hauses mit vielen Wanderwegen gebe. Ich hatte sie zuvor gefragt, ob ihr nicht langweilig sei, jetzt nach ihrer Pensionierung und nachdem sie sich nicht mehr für den Opferverein engagiere."

Amaryllis und Falk warfen sich einen kurzen Blick zu.

„Ich rufe sofort Bernd Kalis an. Wenn irgendwo in der Nähe der Spur, die Eddie und Fred verfolgen, ein See sein sollte, könnte das ein Hinweis sein, dass die Mantrailer tatsächlich solche Wunderhunde sind, wie in den Medien gesagt wird." Falk stand auf und verließ mit seinem Handy in der Hand den Raum.

„Hat Dagmar Berg Ihnen gesagt, warum sie sich nicht mehr für den Opferverein engagiert?", fragte Amaryllis.

„Sie hat gesagt, sie habe das Interesse verloren, da man nichts ausrichten könne. Zehn Jahre habe sie verschwendet und noch immer würden die Richter den armen Tätern wegen einer Blase, die sie als Kinder am Fuß gehabt hätten, mildernde Umstände zusprechen. Sie habe das alles so satt."

Matthias Burckhard sah Amaryllis entsetzt an. „Wenn ich geahnt hätte, was hinter ihren Worten gesteckt hat."

52.

Er saß regungslos neben Tante Rosis Körper, den er in die Küche gezogen hatte, als das Mädchen ängstlich aus dem Zimmer kam. Er hatte ihr die Tür schon vor ein paar Stunden geöffnet. Das Mädchen sah ihn an und zitterte. Er war voller Blut, denn er hatte Tante Rosis Körper lange an sich gedrückt, nachdem er mit der Stange immer und immer wieder auf sie eingeschlagen hatte. Er wollte ihr sagen, dass es ihm leidtat, wenn sie aufwachte.

Das Mädchen kam langsam auf ihn zu. Er konnte ihre Angst spüren.

„Warum hast du das gemacht?“, fragte sie ihn.

Er antwortete nicht, sondern blickte auf die Erde. Er schämte sich. Er war wütend geworden, weil Tante Rosi ihn Schwächling genannte hatte. So wie seine Mutter früher. Dabei war Tante Rosi der beste Mensch auf der Welt.

Das Mädchen setzte sich vorsichtig neben ihn. Sie nahm seine Hand, obwohl sie voller Blut war.

„Ich heiße Fiona“, sagte sie. „Und du?“

„Dennis.“

„Wollen wir gehen?“, fragte Fiona leise.

Er zog seine Hand weg. Sein Bauch begann zu schmerzen. Er wollte nicht weg, er wollte bei Tante Rosi bleiben.

„Wir sollten wirklich gehen", versuchte sie, ihn zu überreden.

Er schüttelte den Kopf. „Nein."

„Dann gehe ich allein. Sie wollte mich umbringen. Wie die anderen Mädchen. Es stand alles in der Zeitung. Meine Mutter hat mich gewarnt, aber ich dachte, eine ältere Frau würde mir nichts tun. Sie hat gesagt, sie sei von der Polizei und wollte mir Infomaterial für meine Klasse mitgeben. Ich war so dumm. Du hast mir das Leben gerettet."

Sie sah ihn bittend an. Er verstand nichts von dem, was sie gesagt hatte, aber er wollte nicht, dass sie ging.

„Nein", sagte er noch mal.

Das Mädchen stand auf und ging ganz langsam zur Tür.

„Ich muss gehen. Meine Eltern suchen mich. Sie werden sehr verzweifelt sein. Das verstehst du doch, oder?"

Er verstand es nicht. Alles, was er wusste, war, dass Tante Rosi schon viel zu lange schlief. Sie schlief genauso fest, wie die beiden anderen Mädchen geschlafen hatten. Er bekam fürchterliche Angst, dass Tante Rosi tot sein könnte. Er wollte das Mädchen nicht auch noch verlieren. Er sprang auf und hielt sie fest. Fiona schrie vor Schmerz auf, als er nach ihrem Arm griff. Dann ließ sie sich widerstandslos von ihm zurück in ihr Zimmer führen.

Das Zimmer hatte keine Fenster. Er verstand endlich, warum Tante Rosi das Mädchen dorthin gebracht hatte. Er setzte sich vor die Tür, damit sie nicht weglaufen konnte.

„Fiona", sagte er leise.

Fiona war ein schöner Name. Irgendwann schlief er ein.

53.

„Ich habe Hunger.“ Das Mädchen war aus dem Zimmer gekommen und hatte sich an den Tisch in der Küche gesetzt, an dem er seit dem Morgengrauen saß. Er hatte überlegt, ob er sie in ihrem Zimmer einsperren sollte, sich aber entschieden, dass es reichte, die Tür nicht aus den Augen zu lassen. Er war groß und er war stark. Wenn das Mädchen weglaufen wollte, konnte er sie leicht aufhalten.

Er stand auf und ging zum Kühlschrank. Es war nicht viel darin. Er holte ein Paket Frischkäse heraus, nahm ein Stück Brot aus der Brotdose und gab es dem Mädchen. Sie schaute die Sachen an, aß aber nichts.

„Hast du nicht etwas anderes?“, fragte Fiona und lächelte ihn an. „Vielleicht können wir einkaufen gehen?“

Er war noch nie allein in einem Supermarkt gewesen. Früher im Haus hatten sie ihn manchmal mitgenommen zum Einkaufen. Aber er hatte sich nicht gut benommen im Supermarkt. Überall hatten Schokoriegel herumgelegen.

„Es ist wichtig, dass du die Welt außerhalb unseres Hauses kennenlernst und verstehst, dass du keine Angst haben musst. Du musst lernen, dass man im Supermarkt nicht einfach die

Sachen aus dem Regal nehmen und essen darf", hatten sie gesagt.

Tante Rosi hatte ihn nie mit zum Einkaufen genommen. Sie hatte immer gesagt, er rege sich nur auf, wenn so viele Menschen um ihn herum seien. Sie hatte ihn überhaupt nie irgendwohin mitgenommen. Manchmal war er draußen im Garten gewesen, aber nur immer Sommer, wenn es ganz warm war.

„Durch die hohe Hecke kann dich niemand sehen", hatte Tante Rosi gesagt. „Wir wollen doch nicht, dass jemand über dich lacht."

Er sah das Mädchen an, er verstand nicht, warum sie einkaufen gehen wollte, wenn Essen vor ihr auf dem Tisch stand. Sein Bauch begann zu schmerzen. Er hatte keine Vorstellung, was er tun sollte, außer dass er bei Tante Rosi und dem Mädchen bleiben wollte.

Das Mädchen aß nun das Brot. Sie sah ihn dabei die ganze Zeit an. Sie schien über etwas nachzudenken.

„Gibt es hier ein Telefon oder hast du ein Handy?", fragte sie ihn. „Ich würde wirklich gerne meine Eltern anrufen, sie vermissen mich bestimmt."

„Nein."

„Rufst du deine Freunde nie an?", bohrte sie weiter.

„Nein."

Das Mädchen seufzte und er konnte Tränen in ihren Augen sehen. Sie sah auf einmal sehr müde aus. Er wusste nicht, was er sagen sollte. Er hatte noch nie jemanden angerufen. Vielleicht hatte Fiona gar nicht gemerkt, dass er anders war? Sie tat, als wäre er genau wie sie. Aber er verstand nicht, was sie von ihm wollte, und das machte ihm Angst.

54.

Er hatte das Mädchen geschlagen. Seitdem war sie nicht mehr aus ihrem Zimmer herausgekommen. Er hatte sie nicht schlagen wollen, wirklich nicht. Aber sie hatte dauernd gefragt, ob sie nicht nach draußen gehen konnten. Verstand sie denn gar nichts? Er wollte nicht nach draußen gehen. Er war in seinem ganzen Leben noch nie alleine draußen gewesen. Er hatte keine Ahnung, was er draußen tun sollte. Er wünschte, Tante Rosi wäre wach. Aber Tante Rosi lag auf der Erde und rührte sich nicht mehr. Tante Rosi stank. Das Mädchen hatte sich über den Gestank beschwert, aber was sollte er dagegen tun? Er konnte Tante Rosi nicht in die Mülltonne stecken wie den anderen Abfall.

Er hatte viel geweint. Er wusste nicht, was er tun sollte. Er hatte das Mädchen nicht geschlagen, weil er wütend geworden war. Oder weil sie ihn beschimpft hatte, so wie seine Mutter früher. Er hatte sie geschlagen, weil sie recht hatte. Es gab fast nichts mehr zu essen. Sie mussten rausgehen und etwas kaufen. Er war dumm, aber er hatte verstanden, dass man Essen kaufen musste. Und dafür brauchte man Geld. Seine Eltern hatten sich jeden Tag um Geld gestritten.

Er hatte kein Geld. Er hatte das ganze Haus durchsucht und keins gefunden. Tante Rosi hatte immer Geld gehabt. Aber auch wenn er welches gefunden hätte, hätte das nichts genützt. Er hatte keine Ahnung, wie er zu einem Supermarkt kommen sollte. Dort würden alle über ihn lachen. Weil er so fett war. Weil er sofort anfangen würde zu essen. Er wusste, dass er das nicht durfte. Aber der Hunger war stärker. Der Hunger gewann immer. Tante Rosi hatte ihm immer viel zu essen gegeben, aber sie hatte ihm klar gemacht, dass Schluss war, wenn sie ihm nichts mehr gab. Dann hatte er warten müssen, bis sie wieder das Schloss vom Kühlschrank mit dem Schlüssel aufmachte, der an einer Kette um ihren Hals hing. Er hatte das verstanden, aber dennoch dagegen aufbegehrt. Der Hunger gewann immer. Tante Rosi hatte, wenn er begann, vor Wut auf den Tisch zu schlagen, einen Schokoriegel geholt, eine Tablette hineingetan und ihm gegeben. Danach war er schnell eingeschlafen, wenn er aufgewacht war, hatte sie ihm Essen hingestellt. Er hatte viele Schokoriegel von ihr bekommen.

Aber jetzt gab es keine Schokoriegel mehr in der Schublade. Der Kühlschrank war fast leer. Er schaute auf die Schlüssel in seiner Hand, die er Tante Rosi weggenommen hatte. Das Mädchen hatte recht. Sie brauchten Hilfe. Aber sein Bauch sagte ihm, dass es keine Hilfe gab. Sie würden ihn holen und das Mädchen wegbringen. Er würde sie nie wiedersehen. Dann hatte er Tante Rosi und das Mädchen verloren. Und sie würden über ihn lachen, wenn sie ihn sahen.

Was würden sie mit ihm machen, wenn sie kamen? In dem Haus, wo er früher gewesen war, gab es keinen Platz mehr für ihn. Das hatten sie doch damals schon gesagt. Bei Tante Rosi konnte er nicht bleiben, sie lag einfach da und rührte sich nicht. Er wusste, dass sie tot war, auch wenn er es nicht glauben wollte. Was, wenn sie ihn zurück zu seinen Eltern brachten? Bei dem Gedanken begann sein Bauch sofort wehzutun. Nein. Er konnte nicht aus dem Haus gehen. Er nicht und das Mädchen auch nicht.

Er fühlte sich sofort besser. Er wusste jetzt, was er tun würde. Er würde hierbleiben und nichts tun. Und das Mädchen auch. So war es am besten.

Er stand auf und drehte den Schlüssel der Tür zum Zimmer des Mädchens langsam herum. Sie durfte ihr Zimmer nicht mehr verlassen.

55.

In der Landkarte, die die Kollegen an die Pinnwand geheftet hatten, steckten einige wenige Heftnadeln mit roten Köpfen.

Zu wenig rote Köpfe, dachte Amaryllis und betrachtete das weitläufige Gebiet auf der Karte, das die Polizei als Aufenthaltsort von Dagmar Berg eingekreist hatte. „Es ist nicht mal sicher, ob wir überhaupt in der richtigen Gegend suchen“, sagte sie laut zu Falk und Benita, die ebenfalls vor der Karte standen.

Die beiden Hauptkommissare und die Gerichtsmedizinerin hatten sich im Konferenzsaal der Mordkommission getroffen, um die neuesten Erkenntnisse des Falles zu besprechen.

„Mit etwas Glück bekommen wir heute noch ein Ergebnis aus dem Labor“, sagte Benita und sah auf die Uhr. „Es ist kurz vor 19 Uhr, ich habe die Probe vor fast zwei Stunden ans Labor geschickt, lange kann es nicht mehr dauern.“

Benita Hüther hatte Bodenpartikel, die sie an der Kleidung und an der Haut der beiden ermordeten Mädchen sichergestellt hatte, an das Labor gesandt, wo sie mit Bodenproben aus dem Gebiet verglichen wurden, in dem die Mantrailer die Fährte von Fiona Voss aufgenommen hatten. Für die Hund sprach, dass es tatsächlich einen See in der Nähe gab, an dem Dagmar Berg ihre Spaziergänge gemacht haben könnte. Allerdings gab es im Umkreis von 50 Kilometern zahllose kleinere Seen, was das Gebiet für den Moment deutlich zu groß machte, um dort gezielt nach Fiona Voss zu suchen.

„Selbst wenn die Bodenproben, die du gefunden hast, mit den Proben aus dem Suchgebiet von Eddie und Fred übereinstimmen, haben wir das Mädchen noch lange nicht gefunden“, erklärte Falk frustriert. „Es kann doch nicht sein, dass Dagmar Berg unbemerkt irgendwo mit einem Behinderten lebt!“

„Solange sie mit Dennis nicht vor die Tür gegangen ist, wird niemand gewusst haben, dass überhaupt eine zweite Person bei ihr im Haus lebt“, vermutete Amaryllis und schaute auf ihr Handy.

„Wir haben ihren Ex-Mann, den Vater von Bella, noch nicht erreicht“, murmelte sie. „Vielleicht weiß er etwas. Egal wie spät es ist, ich schlage vor, wir fahren jetzt zu ihm nach Hause.“

„Laut der wenigen Bekannten und Freunde, die Dagmar Berg vor ihrem selbstgewählten Einsiedlerleben hatte, hatte die Frau keinerlei Kontakt mehr zu ihrem Ex-Mann“, gab Falk zu bedenken. „Es ist unwahrscheinlich, dass er etwas weiß.“

„Unsere Hauptverdächtige hat in den vergangenen zwei bis drei Jahren mit niemandem gesprochen, zumindest mit keinem ihrer früheren Bekannten und Freunden“, entgegnete Amaryllis. „Kein Mensch weiß wirklich, was die Frau getrieben hat. Mir ist bewusst, dass es weit hergeholt ist, aber vielleicht hat sie den Kontakt zu ihrem Ex-Mann gesucht. Immerhin ist er der Vater ihres einzigen Kindes, dessen Tod sie zu ihrer entsetzlichen Tat getrieben hat.“

„Okay, fahren wir los, besser als hier rumsitzen ist es allemal", stimmte Falk zu. „Benita gib uns bitte sofort Bescheid, wenn du etwas vom Labor hörst."

Wenige Minuten später saßen die beiden Kommissare in Falks altem Audi und fuhren nach Berlin-Karlshorst, wo der Ex-Mann von Dagmar Berg wohnte.

*

Es nieselte, als Falk den Wagen vor einer alten Villa, die sehr gepflegt wirkte, parkte.

„Schönes Haus", murmelte der Hauptkommissar und stieg aus. „Wenn ich mir den Garten ansehe, muss Herr Berg eine ordentliche Rente bekommen und sich einen Gärtner leisten können, mit seinen 82 Jahren wird er kaum selber Rasen mähen."

„Wer weiß", antwortete Amaryllis. „Manch einer ist mit 82 fitter, als ich mich heute fühle."

Sie klingelte an der Gartentür, doch es dauerte eine ganze Weile, bis der Summer ertönte, ohne dass jemand fragte, wer an der Tür war.

„Guten Tag", begrüßte eine elegant aussehende Frau, die Amaryllis auf ungefähr 50 Jahre schätzte, die beiden Kommissare. „Ich dachte, es wäre das Abendessen, das ich für meinen Vater bestellt habe."

„Mein Name ist Winter, das ist mein Kollege Hauptkommissar von Heeren, wir sind von der Berliner Mordkommission und würden gerne mit Herrn Berg sprechen", stellte sich Amaryllis vor.

Die Frau musterte die beiden Kommissare kritisch. „Worum geht es denn?", fragte sie. „Mein Vater regt sich sehr leicht auf, er hat ein schwaches Herz, falls es möglich ist, würde ich ihn gerne schonen. Ich bin Luisa Kort, die Tochter von Herrn Berg."

Amaryllis erklärte der Frau knapp, worum es ging, und diese winkte sie sichtlich schockiert ins Haus. Sie führte die beiden Beamten in die Küche und schloss die Tür.

„Ich hatte gehofft, Dagmar gehöre der Vergangenheit an", sagte sie. „Die Frau hat meinem Vater und unserer Familie nur Unglück gebracht. Sie war seine zweite Frau, sie war der Grund, warum meine Eltern sich getrennt haben. Ehen zerbrechen, verstehen Sie mich nicht falsch, ich habe deswegen keinen Groll auf Frau Berg. Aber sie hat nach der Hochzeit mit meinem Vater alles getan, damit sein Kontakt zu seinen beiden Töchtern aus erster Ehe abbricht. Sie war krankhaft eifersüchtig auf uns und es wurde noch schlimmer, als Bella geboren wurde. Mein Vater hätte gerne gehabt, dass wir Kontakt zu unserer Halbschwester hatten, aber Dagmar hat eine Ausrede nach der anderen erfunden, damit es zu keinen Treffen kam. Mein Vater war im Endeffekt zu schwach, um sich gegen sie aufzulehnen."

Luisa Kort machte eine kurze Pause und schluckte mehrfach, bevor sie weitersprechen konnte. „Bella war ein liebes Mädchen, sie war fast zwanzig Jahre jünger als ich, aber ich mochte sie gerne, auch wenn ich sie nur ein paar Mal getroffen habe. Es ist so furchtbar, was mit ihr geschehen ist. Wir durften sie nicht besuchen, als sie im Koma lag, das wollte Dagmar nicht, aber mein Vater hat uns erzählt, dass Bella wie eine leere Hülle in ihrem Bett gelegen hat. Dagmar hat sich aufopfernd um sie gekümmert, aber es gab wenig, was sie wirklich für sie tun konnte. Bella war tot, lange bevor sie gestorben ist.

Dagmar hat sich von ihrem Tod niemals erholt, sie hat meinem Vater die Schuld an allem gegeben. Er hätte Bella damals abholen sollen, doch er kam zu spät und Bella war weg. Es war furchtbar. Dagmar hat manchmal tagelang nicht mit meinem Vater gesprochen, dann hat sie ihn plötzlich angeschrien und ist auf ihn losgegangen. Mein Vater hat gelitten wie ein Hund. Er hat sich selber natürlich auch die Schuld an Bellas Schicksal gegeben, außerdem hat er Dagmar aufrichtig geliebt. Er wusste nicht, was er machen sollte. Es erschien uns fast wie ein Segen, als Dagmar ihn schließlich verlassen hat. Aber mein Vater hat danach nicht mehr wirklich ins Leben zurückgefunden. Er wurde depressiv und war jahrelang in Behandlung."

„Wissen Sie, ob Ihr Vater noch Kontakt zu seiner Ex-Frau hatte?", fragte Amaryllis.

„Nein! Ganz sicher nicht", erklärte seine Tochter bestimmt. „Mein Vater hatte vor vier Jahren einen Schlaganfall und ist seitdem halbseitig gelähmt, außerdem hat er Schwierigkeiten mit dem Sprechen, er wird 24 Stunden am Tag betreut, wenn Dagmar mit ihm hätte sprechen wollen, hätten meine Schwester oder ich es mitbekommen, oder seine Pflegerin hätte es uns gesagt."

„Sind Sie absolut sicher?", fragte Falk nach.

Frau Kort nickte. „Mein Vater ist ein Pflegefall, er kann kaum noch etwas allein machen. Ich denke, Dagmar weiß nicht einmal, wie es ihrem Ex-Mann geht."

Sie überlegte einen Moment. „Ich befürchte, mein Vater hat nie aufgehört, Dagmar zu lieben. Wenn er gesund wäre und sie hätte versucht, ihn zu kontaktieren, wäre er glücklich gewesen und hätte ihr alles verziehen, aber er ist nur noch ein Schatten seiner selbst. Es gibt Tage, da ist er vollkommen verwirrt und lebt in der Vergangenheit. Er nennt mich dann Bella und fleht mich an, nicht wegzugehen, er werde mich auf jeden Fall abholen. An anderen Tagen sitzt er einfach nur da und weint.

Ich befürchte, an einem schlechten Tag würde er sogar Dagmar nicht erkennen."

Sie öffnete die Tür zu dem Wohnzimmer, damit die beiden Kommissare einen Blick hineinwerfen konnten. Der Raum war aufgeräumt und freundlich möbliert, der große Fernseher war angeschaltet, ein alter Mann im Rollstuhl mit einer Decke über den Beinen saß davor. Er hatte seinen Blick auf den Fernseher gerichtet, doch man konnte aus der Entfernung sehen, dass er ins Leere blickte.

„Mein Vater hat das Haus seit zwei Jahren nicht mehr verlassen", Luisa Kort zog die Tür vorsichtig wieder zu. „Er vegetiert nur noch vor sich hin. Gott sei Dank ist das Geld kein Problem und meine Schwester und ich haben genügend Zeit, ihn zu betreuen, wenn seine Pflegerin nicht da ist. Er hat Glück im Unglück."

Amaryllis betrachtete die schlanke Frau, deren lange blonde Haare von grauen Strähnen durchzogen waren. Sie war elegant und teuer gekleidet, ihr Gesicht perfekt geschminkt, es war zu erkennen, dass sie sich keine Sorgen um Geld machen musste. Obwohl ihr Vater den Kontakt wegen seiner zweiten Ehefrau zu seinen Kindern aus erster Ehe offenbar jahrelang vernachlässigt hatte, war ihren Worten zu entnehmen, dass es für sie eine Selbstverständlichkeit war, sich um ihn im Alter zu kümmern.

„Wie ist die Scheidung von Frau Berg und Ihrem Vater verlaufen?", wollte Falk wissen. „Gab es Streit, zum Beispiel ums Geld, vielleicht um das Haus hier?"

Amaryllis überlegte, womit ihr Kollege mit dieser Frage hinauswollte, vermutete er, dass Dagmar Berg in ihrem Ex-Mann eine unauffällige Geldquelle gefunden hatte, die sie diskret anzapfen konnte, während sie ihre Spuren in den vergangenen Jahren verwischt hatte?

„Die Scheidung war schnell über die Bühne. Mein Vater wollte die Trennung nicht und hat allen Forderungen von Dagmar zugestimmt. Sie hat einen ganzen Batzen Geld von ihm als Abfindung bekommen, sie wollte es so, angeblich damit sie nichts mehr mit meinem Vater zu tun haben musste. Das Haus in Brandenburg nutzt sie aber trotzdem weiter, wahrscheinlich vertraut sie darauf, dass mein Vater dort nicht auftauchen wird, weil er weiß, dass sie ihn nicht sehen will."

„Welches Haus?", fragten Amaryllis und Falk gleichzeitig.

„Mein Vater hat einige Immobilien von seinen Eltern geerbt. Unter anderem dieses Haus hier, in dem er sein ganzes Leben verbracht hat. Es gab noch zwei weitere Häuser in Berlin, die vor Jahren verkauft wurden, einige Wohnungen dagegen sind noch im Besitz meines Vaters. Meine Schwester und ich kümmern uns darum. Außerdem gibt es ein kleines Haus in Brandenburg, ganz in der Nähe des Kliestower Sees. Meine Großeltern hatten es eine Zeitlang vermietet und sind schließlich dort hingezogen, um ihren Lebensabend abseits der Stadt zu verbringen. Nach dem Tod meiner Großeltern sollte das Haus ursprünglich verkauft werden, aber Dagmar war gerne dort, Bella hatte es geliebt, am See zu spielen, hat mein Vater uns erzählt. Er hat mit ihr da oft geangelt. Die beiden haben stundenlang dagesessen, sich Geschichten erzählt und nie etwas gefangen.

Mein Vater hat es nach Bellas Tod nicht übers Herz gebracht, das Haus zu verkaufen. Soweit ich weiß, hat Dagmar immer noch einen Schlüssel. Ich habe meinen Vater vor Jahren, als er noch halbwegs klar im Kopf war, mal gefragt, ob ich mich nicht langsam um den Verkauf des Hauses kümmern solle, aber er hat gesagt, er glaube, dass Dagmar noch gelegentlich dort hinfahre, er wolle ihr das nicht nehmen, das habe sie nicht verdient. Sie habe die Gegend immer geliebt.

Außerdem verbinde er die schönsten Erinnerungen an Bella mit dem Haus."

„Woher wusste Ihr Vater, dass seine Ex-Frau das Haus noch nutzt?", wollte Falk wissen.

„Strom-, Wasser- und Gasrechnungen", erklärte Luisa Kort knapp. „Sie werden bis heute automatisch vom Konto meines Vaters abgebucht. Ich habe sie mir vor ein paar Jahren angesehen, irgendjemand nutzt das Haus, so viel steht fest. Ich wusste, dass es keinen Sinn machen würde, mit meinem Vater darüber zu diskutieren. Wenn es um Dagmar und Bella geht, ist mein Vater stur wie ein alter Esel. Er wollte, dass Dagmar das Haus nutzen kann, also nutzt sie es und er zahlt stillschweigend die Rechnungen. Ich habe immer mal überlegt, hinzufahren und nachzusehen, ob es vielleicht gar nicht Dagmar ist, die dort ein- und ausgeht, sondern irgendwelche Stadtstreicher, aber am Ende hat mir die Zeit gefehlt." Die Frau hielt einen Moment inne. „Außerdem wollte ich Dagmar nicht begegnen", gab sie dann zu.

„Können Sie uns bitte die Adresse des Hauses geben", sagte Falk. „Wir werden natürlich einen Durchsuchungsbefehl beantragen, aber es ist spät und wir möchten keine Zeit verlieren. Ich habe Ihren Worten entnommen, dass Sie sich sehr um Ihren Vater kümmern und er nicht mehr vollkommen geschäftstüchtig ist. Hat er Ihnen vielleicht eine Vollmacht ausgestellt, für ihn zu entscheiden?"

Luisa Kort schien zu wissen, worauf die Frage des Kommissars hinzielte. „Ja, das hat er und natürlich erlaube ich Ihnen, das Haus zu betreten und zu durchsuchen."

56.

Er wachte aus einem tiefen, traumlosen Schlaf auf und hatte sofort wieder Hunger. Doch es gab nichts Essbares mehr im Haus. Es war alles weg, er hatte es gegessen. Das Mädchen war, seitdem er sie geschlagen hatte, nicht aus dem Zimmer gekommen. Sie hatte jetzt Angst vor ihm, das wusste er. Trotzdem saß er fast die ganze Zeit vor ihrer Tür, falls sie fliehen wollte. Es war ihm nicht möglich abzuschätzen, wie lange er sie nicht gesehen hatte, er hatte jegliches Gefühl für Zeit verloren.

Es stank immer noch schrecklich in dem Haus, obwohl er Tante Rosis Körper in ihr Schlafzimmer gezogen und die Tür geschlossen hatte. Vielleicht war es auch der Geruch der Mülltonne, die er auf der Suche nach Essensresten in der Küche ausgeschüttet hatte. Er begann zu weinen, denn er hatte keine Idee, was er als Nächstes tun sollte. Natürlich konnte er nach draußen gehen, aber dann würden alle über ihn lachen, weil er dick und hässlich war. Und sie würden Fragen stellen. Bestimmt würde jemand wissen wollen, wo Tante Rosi war.

Das Mädchen! Vielleicht war es doch keine dumme Idee, wenn sie rausging. Sie sah normal aus. Er schüttelte den Kopf und die Tränen schossen erneut aus seinen Augen. Das Mädchen würde weglaufen und nicht mehr zurückkommen. Oder sie würde allen erzählen, dass ein dickes Monster sie gefangen gehalten hatte. Dann würden sie kommen und ihn holen.

Wenn er einfach nur dasaß, würde er irgendwann wieder einschlafen. Etwas Besseres fiel ihm nicht ein. Plötzlich glaubte er, ein Geräusch gehört zu haben. Doch es war ganz still, als er horchte. Draußen war es dunkel, die Küche, in der er auf der Erde hockte, wurde nur von einer kleinen Lampe in der Ecke erleuchtet. Der Rest des Hauses war dunkel.

„Hallo! Aufmachen!“, rief plötzlich eine Männerstimme.

Er begann vor Schreck zu zittern.

„Hallo! Aufmachen! Polizei!“, rief die Stimme erneut, es klang wie eine Drohung.

Dann ging alles ganz schnell. Er hörte, wie etwas gegen die Haustür schlug. Licht fiel durch den Flur in die Küche, seine Augen schmerzten, als ihm jemand direkt in die Augen leuchtete. Er sah Männer in schwarzen Anzügen, sie hatten Gewehre in der Hand. Er schlug die Hände vor sein Gesicht und weinte. Er hatte noch nie in seinem Leben solche Angst gehabt, nicht mal damals, als sein Vater ihn mit der Gürtelschlange geschlagen hatte.

Jemand nahm die Eisenstange von der Erde hoch, die immer noch an der Stelle im Flur lag, wo er auf Tante Rosi eingeschlagen hatte. Er hörte das Mädchen schreien.

„Tote weibliche Person im Schlafzimmer!“, sagte jemand laut.

„Alles klar, das Haus ist freigegeben!“, rief schließlich eine Männerstimme.

Vielleicht gehen sie wieder?, dachte er. Vielleicht hatten sie nur das Mädchen geholt und würden ihn in Ruhe lassen.

„Dennis?"

Eine Frau hatte sich neben ihn gehockt. Er überlegte, ob er nach ihr schlagen sollte, damit sie wegging. Doch sie war zu weit weg. Er konnte sie mit seiner Hand nicht erreichen.

„Dennis. Es wird alles gut", sagte die Frau mit ruhiger Stimme. „Wir sind hier, um dir zu helfen. Du musst keine Angst haben."

Er sah die Frau an. Sie war hübsch und sah ihn freundlich an. Sie lachte nicht, weil er so dick war.

„Ich heiße Amaryllis und ich arbeite bei der Polizei. Wir haben nach dir und Fiona gesucht und sind sehr froh, dass wir euch beide lebend gefunden haben."

Epilog

Amaryllis Winter lag auf dem breiten cremefarbenen Sofa in ihrem Wohnzimmer, eine Decke über den Beinen und seufzte so theatralisch, dass die anderen Personen im Raum laut zu lachen begannen.

„Lacht ihr nur!", sagte die Kommissarin böse. „Wir sprechen uns wieder, wenn einer von euch für Wochen ruhig daliegen und die Wände anstarren muss."

Sie warf Falk, Benita und Nikolas einen bösen Blick zu. „Da das aber wahrscheinlich nie der Fall sein wird, sprechen wir uns wieder, wenn ich aufstehen und euch in meine Finger kriegen kann!"

Nachdem die Polizei das Haus gefunden hatte, in dem sich Dagmar Rosemarie Berg drei Jahre lang mit dem an Prader-Willi-Syndrom erkrankten Dennis Kallmann versteckt hatte und die Anspannung von Amaryllis abgefallen war, hatte die Kommissarin fast eine Fehlgeburt erlitten. Ihr Arzt hatte ihr strenge Bettruhe verordnet und so war Amaryllis ganz entgegen ihrem Naturell zum Nichtstun verdammt. Ihrem Unwillen darüber machte sie regelmäßig Luft, obwohl sie unendlich froh war, dass sie ihr Baby behalten hatte.

„Sei doch dankbar, dass du mal eine Pause von dem ganzen Mist machen kannst, den wir jeden Tag in unseren Jobs sehen“, erklärte Benita Hüther. „Manchmal denke ich, das Elend und die Grausamkeit werden immer schlimmer und ich bin wahrlich kein Pessimist. Aber wo wir gerade beim Thema sind, was ist eigentlich aus Dennis Kallmann geworden? Sie werden den Jungen kaum in ein Gefängnis gesteckt haben.“

„Dennis befindet sich in einer geschlossenen Einrichtung, bis der Prozess beginnt. Man kann nur hoffen, dass ihm niemals klar wird, was Dagmar Berg mit ihm gemacht hat. Wenn sie einem nicht leidtun könnte, würde ich glatt sagen, sie ist tatsächlich das Monster, als das die Zeitungen sie beschrieben haben“, sagte Falk von Heeren.

Der Hauptkommissar schüttelte den Kopf und nahm ein weiteres Stück von dem Zitronenkuchen, der auf dem Tisch stand. „Ich habe selten einen Fall erlebt, bei dem es so viele Verlierer am Ende gab.“

„Dagmar Berg hat den Verlust ihrer Tochter niemals verwunden, hat das aber nach außen nicht zeigen wollen. Am Ende konnte ihre Seele den Kummer nicht mehr verkraften und sie hat sich in eine Fantasiewelt gesteigert, in der sie den Menschen die Fehler des Rechtssystems aufgezeigt und es so verändert. Sie ist im wahrsten Sinne des Wortes langsam, aber sicher verrückt geworden. Man kann sich gar nicht vorstellen, wie sie gelitten haben muss, bis sie schließlich ihren eigenen Zorn auf Dennis übertragen und ihn zum Morden angestiftet hat“, erklärte Amaryllis.

„Habt ihr herausfinden können, ob sie Dennis Kallmann damals mit dem Vorsatz, dass er für sie töten soll, aus dem Heim geholt hat?“, fragte Nikolas Kretschmann und ließ absichtlich ein Stück Kuchen auf den Boden fallen, das sein Belgischer Schäferhund glücklich aufschleckte. „Otto wird bald

Rentner", sagte der Diensthundeführer entschuldigend. „Jetzt können wir endlich Fünfe gerade sein lassen!"

„Dr. Justus geht davon aus, dass sie Dennis zu sich geholt hat, weil er ihr leidtat und sie den Jungen wirklich mochte. Das passt auch zu den Aussagen der Mitarbeiter des Heims, in dem er gelebt hat. Er war wie ein Ersatzkind für Dagmar Berg. Sie hat eine Zeit lang weitergearbeitet, während er in dem Haus ihres Ex-Mannes tagsüber allein war. Das ging wohl ganz gut, weil Dennis so viel Angst vor der Welt draußen hat, dass er nie auch nur daran gedacht hätte, das Haus allein zu verlassen", erzählte Falk. „Ungefähr ein Jahr, nachdem sie Dennis verbotenerweise zu sich geholt hatte, muss Dagmar Berg eine Art Zusammenbruch gehabt haben, den der Arzt als Burnout gewertet hat. Sie hatte vorher schon depressive Episoden, konnte manchmal wochenlang nicht arbeiten. Da sie den behandelnden Ärzten niemals von ihrem Leid nach dem Tod ihrer Tochter Bella erzählt hat, haben sie angenommen, die physisch und psychisch anstrengende Arbeit mit behinderten Kindern sei einfach zu viel für sie geworden. Wenn die Frau eine vernünftige Therapie gemacht und sich den Ärzten anvertraut hätte, wäre es vielleicht nie so weit gekommen. Doch Dagmar Berg hat sich immer weiter von allen Menschen zurückgezogen, die sie kannte, und sich in ihre Traumwelt hineingesteigert. Dr. Justus geht davon aus, dass sie erst, nachdem er schon bei ihr gelebt hat, auf die Idee gekommen ist, Dennis könne eine Art Schlüsselfigur in ihrem kranken Plan spielen."

„Was hat sie sich nur dabei gedacht?", überlegte Nikolas. „Ihr muss doch klar gewesen sein, dass die Polizei sie früher oder später findet. Wollte sie die ganze Schuld auf Dennis schieben? Das hätte ihr kein Mensch abgenommen! Wie hätte er die Mädchen allein entführen sollen?"

„Das werden wir wohl nie herausfinden“, antwortete Falk mit Bedauern in der Stimme. „Die Frau hatte große Mengen Schmerzmittel, Schlaftabletten und Psychopharmaka in dem Haus gehortet. Vieles davon wurde ihr wohl während ihrer depressiven Schübe verschrieben, aber sie hat die Tabletten nicht genommen. Einige Medikamente hat sie bei ihren diversen Arbeitsstellen gestohlen. Vielleicht wollte sie sich umbringen, wenn die Polizei ihr auf die Schliche kommen sollte. Wahrscheinlich war sie so ihrem Wahn verfallen, die Gesetze verbessern zu müssen, dass sie die Fehler ihres Plans nicht gesehen hat.“

„Die Akte Bella ist eine der traurigsten, die ich in meiner Karriere bearbeitet habe“, sagte Amaryllis. „Vielleicht sollte ich wirklich ganz froh sein, dass ich eine Zwangspause einlegen muss. Was nicht heißt, dass ich nicht unglaublich gerne wieder zur Arbeit gehen möchte, selbst wenn ich die nächsten Monate nur Akten in meinem Büro wälzen darf.“

„Ich freue mich auch schon, wenn du zurückkommst“, grinste Falk.

Seine Kollegen sahen den Kommissar verwundert an, der nicht dafür bekannt war, seine Zeit mit derartigen Höflichkeitsfloskeln zu verschwenden.

„Na ja, wenn Amaryllis im Innendienst durch die Gänge wandelt, kann sie Tobias Rohl im Auge behalten und sehen, ob der Typ was taugt. Ein Vögelchen aus der Spurensicherung hat mir gezwitschert, dass sein Chef, eben jener Tobias Rohl, derzeit ausgesprochen gut gelaunt ist, was wohl daran liegt, dass er sich eine blutjunge Freundin zugelegt hat.“

Falk warf einen bedeutungsvollen Blick auf die Gerichtsmedizinerin Benita Hüther, die die Augen verdrehte.

„Falk, du bist wirklich das größte Waschweib aller Zeiten. Wenn Amaryllis nicht da ist und dich antreibt, löst du eigentlich Fälle oder stehst du nur im Flur und schwatzt? Und ja gut, ich gebe es zu, ich war neugierig und bin zu dem Blind-Date mit Tobias Rohl gegangen. Für einen Mann, der fast in deinem fortgeschrittenen Alter ist, Falk, ist er sehr nett und auch noch sehr fit."

„Wenn du ein bisschen Gas gibst und sofort schwanger wirst, können unsere Kinder zusammen in den Polizeikindergarten gehen", schlug Nikolas vor.

Amaryllis lachte und schaute ihre Kollegen an. Sie freute sich auf ihr Baby, das Leben mit Nikolas und ihre Arbeit. Sie hatte zum ersten Mal in ihrem Leben das Gefühl, angekommen zu sein.

ENDE

WEITERE ROMANE VON CAROLINE PARKER:

Sühnekind

Er hinterlässt keine Spuren, außer er will es.
Ein Serienmörder, so raffiniert, dass seine Taten unentdeckt bleiben, bis er beginnt seine Opfer immer brutaler zu töten, stellt die Berliner Kommissare Winter und von Heeren vor ein Rätsel. Es gibt keine Spuren, keine Verbindung zwischen den Toten und erst recht kein Motiv. Erst als sie erkennen, dass der Schlüssel zu den Verbrechen tief in der Vergangenheit liegt, scheinen sie dem Täter endlich näher zu kommen. Doch der spielt in einem Netz aus Lügen, Geheimnissen und Verrat geschickt Katz und Maus mit den beiden Kommissaren.

Himmelstod

Nur die Opfer kennen sein wahres Gesicht.
Eine mysteriöse Frauenleiche wird im Berliner Grunewald gefunden. Schnell deutet alles auf den allseits beliebten Gunnar Thomasson als Täter hin. Doch der Mann ist spurlos verschwunden. Während die Kommissare Winter und von Heeren alles daransetzen, den Mörder der jungen Frau zu finden, kommen immer mehr grausame Einzelheiten über das Doppelleben des Mannes ans Licht. Doch das furchtbarste Geheimnis des Täters kennen die beiden Kommissare noch nicht.

Feuerskälte

Nichts ist, wie es scheint – schon gar nicht das Böse. Ein tödliches Feuer weist unheimliche Parallelen zu einem Fall auf, der vor zehn Jahren die Berliner Mordkommission in ihren Grundfesten erschüttert hatte. Doch der Täter von damals sitzt im Gefängnis und die Kommissare Winter und von Heeren haben die unangenehme Aufgabe, bei ihren Kollegen alte Wunden aufreißen zu müssen, um die Hintergründe des Brandes zu klären. Als ein weiterer Mord geschieht, wird klar, dass der Fall vor zehn Jahren niemals wirklich gelöst wurde. Doch während Amaryllis Winter und Falk von Heeren mühevoll versuchen, die Geschehnisse hinter beiden Taten zu verbinden, ist der wahre Täter ihnen stets einen Schritt voraus – und er ist bereit, jeden zu töten, der hinter sein Geheimnis kommt.

Printed in Germany
by Amazon Distribution
GmbH, Leipzig

27284290R00166